Dr. med. Thomas Kroiss

Naturheilkunde

die echte Alternative für Ihre Gesundheit

APV

Dr. med. Thomas Kroiss

Naturheilkunde

die echte Alternative für Ihre Gesundheit

naturmedizinische Richtlinien
zur Behandlung der Krankheiten von A - Z

ANNA PICHLER VERLAG

Erste Auflage 1997

Zweite Auflage 1998

ISBN 3-901087 71 0

A-1060 Wien, Marchettigasse 6, Tel. (++ 43 1) 597 16 52.
Satz und Druck: Kure & Co. KG, A-1060 Wien

Gewidmet:

allen Patienten, die
Ausheilung
statt chronischer Leiden wünschen

allen Ärzten und Studenten der Medizin,
die mehr Gesundheit anstreben,
und die nicht bei dem Spiel mitmachen möchten,
kranken Patienten
bloß Chemikalien zu verschreiben

Inhaltsverzeichnis

Drei gute Gründe, warum dieses Buch geschrieben wurde

Ich habe dieses Buch natürlich hauptsächlich für meine Patienten geschrieben:
Es gibt viele Fragen, die sich immer wieder wiederholen, daher dachte ich, es wäre eine gute Idee, all das einmal in kurzer, aber dennoch ausführlicher Form niederzuschreiben, - soweit es Allgemeingültigkeit hat. Hier ist es.

Aber es gibt noch einen anderen, wesentlichen Grund:

Es ist mir erst in den letzten Jahren aufgefallen, wie sehr die Menschen unter der Einseitigkeit, der Sturheit und der Verständnislosigkeit der heutigen Medizin zu leiden haben. Es wird ihnen eine große Palette von Verfahren vorenthalten, nur weil man die Ganzheitsmedizin nicht versteht.
Die Patienten werden (unabsichtlich) in Krankheit gehalten und ihre Gesundheit darf sich weiter verschlechtern, weil die Ärzteschaft verlernt hat, medizinisch zu denken, und weil sie stattdessen chemisch-pharmazeutisch denkt.

Chemische Mittel können Leben retten, machen aber niemanden gesund! Es ist immer die Selbstheilungskraft des Organismus, welche die Gesundheit herbeiführt. Wenn man diese Kräfte nicht kennt, wenn man nicht versteht, wie so ein Organismus in Richtung Heilung arbeitet, dann kann man ihn auch nicht in diese Richtung unterstützen. Ich kann Ihnen als (Auch-)Schulmediziner sagen, daß es nur sehr wenige Ärzte geschafft haben, die Hürde zu überspringen, die ihnen während ihrer Ausbildung anerzogen wurde: das Denken wurde so geschult, daß man nur sehr schwer umdenken und den Organismus verstehen kann.

Die Definition der Naturheilkunde aus dem „kleinen Brockhaus“ lautet:

„Lehre der Krankheitsbehandlung, die auf die Steigerung der dem Menschen innewohnenden Naturheilkräfte (Selbstheilungskräfte) hinzielt. Diese müssen unterstützt, krankheitsfördernde Faktoren ausgeschaltet werden“

Es ist das Verstehen dieser Selbstheilungskräfte, was ich meine.
Es ist das Arbeiten parallel zu den Selbstheilungskräften, das den Arzt überhaupt erst in die Lage versetzt, bei der Heilung chronischer Krankheiten mitzuhelfen.

Wissen Sie, warum heute chronische Krankheiten überhaupt nicht ausgeheilt werden? - Weil der Arzt verlernt hat, mit, parallel, im Sinne des Organismus zu denken und zu handeln; - denn erst dann kann man ihm zu Heilung, zur echten Heilung verhelfen.
Erst mit dieser Tätigkeit beginnt man (bei chronischen Krankheiten) medizinisch zu agieren.

Ich will Sie nicht erschrecken oder den Ärzten ihre Kompetenz absprechen. Aber auf der anderen Seite ist es meine Verantwortung, Sie darauf hinzuweisen, daß diese heutige Medizin sehr einseitig ist, so daß Ihnen Heilungschancen entgehen.
Es gibt die Möglichkeit, auch eine chronische Krankheit auszuheilen, und wenn ein Übelstand erst einige Monate besteht, dann gibt es in den meisten Fällen eine Abhilfe dafür!

Auch wenn man Ihnen sagt, es sei nicht möglich.
Auch wenn manch ein verstockter Schulmediziner meint, alles andere sei Scharlatanerie, Betrug, Erwecken von falschen Hoffnungen, oder „wissenschaftlich nicht anerkannt". Solche Sprüche entstehen aus Hochnäsigkeit, Arroganz und schlimmem Nicht-Verstehen.

Sie werden bei der Lektüre des Buches sehen, wie viel man bei den diversen Krankheiten tun kann. Ich halte es für einen ärztlichen Kunstfehler, wenn man als Arzt nicht auf dem neuesten Stand ist und dem Menschen, der um Hilfe kommt, nicht die bestmögliche Medizin zukommen läßt, die es gibt.
Oft ist es Hochnäsigkeit und Selbstüberschätzung, meistens ist es einfach Fehlinformation, was Ärzte zu diesen unqualifizierten Aussprüchen verleiten läßt, daß die Naturmedizin, die Ganzheitsmedizin nichts helfen, daß man sich das Geld besser sparen sollte, oft sogar, daß es nur eine Unternehmung sei, die dazu diene, dem Menschen das Geld aus der Tasche zu ziehen.

Diese Leute verstehen das einfach nicht, und sie glauben, daß sie aufgrund ihrer Position auch solche Dinge beurteilen dürfen, von denen sie keine Ahnung haben.

Leider ist es mir sehr häufig vorgekommen, daß Menschen davon abgeraten wurde, diese Medizin in Anspruch zu nehmen, und dadurch ist diesen Menschen Hilfe versagt geblieben. Und allzuoft sind diese Leidenden so lange herumgeirrt, bis sie zu jemandem gekommen sind, der ihnen helfen hätte können, ...bis es leider bereits zu spät für eine echte Heilung geworden war!

Also meine ich, sollten Sie aufgeklärt werden. Sie sollten wissen, daß es Hilfe gibt, und sie sollten eine Ahnung haben, wo es lang geht. Sie sollten die Dinge vom Prinzip her verstehen, damit Ihnen das Herumirren erspart bleibt.
Auch deswegen habe ich dieses Buch geschrieben.

Und drittens wird unter „Ganzheitsmedizin“, „Naturheilkunde“ usw. leider auch viel Unsinn getrieben, ziellos gearbeitet und „wichtig“ herumgetan. Dagegen hilft nur ein prinzipielles Verstehen der Dinge von seiten des Patienten, und das bemühe ich mich, Ihnen hiemit zu geben.

Es gibt auch viele Bücher auf dem Markt, die über einzelne Therapie-Methoden berichten oder diese empfehlen.

Es gibt jedoch Dinge, die sind tiefgreifend und wichtig, und es gibt Dinge, die helfen vielleicht auch ein wenig oder tragen „unter ferner liefen“ zur Gesundung bei.
Wie soll der Laie das unterscheiden?
Wie soll er wissen, was wichtig ist, und was bloß beiträgt?
Ich habe daher in diesem Buch auf einzelne Therapie-Formen weitgehend verzichtet (Kräuter-Empfehlungen, homöopathische Mittel, etc.).
Ich habe jedoch die generelle Linie von Therapie-Vorgängen vorgezeichnet, wie man am ehesten zum Erfolg kommen kann und ich habe mich auf das Wesentliche beschränkt.
Weil Sie das sonst nirgends finden, habe ich es so gemacht.

Alles weiß ich natürlich auch nicht, und daher erhebe ich keinen Anspruch auf Vollständigkeit! Auch die Zeit wird mich überholen, denn es wird neue Erfindungen und neue Entdeckungen geben, die ich zur Zeit nicht kenne.
Aber ich denke, es ist zu Ihrem Vorteil, wenn ich hier meine Meinung bekanntgebe und wenn ich Ihnen meine Erfahrungen zur Verfügung stelle.

(Wenn Sie mehr über das „Know-how" der Ganzheitsmedizin lesen möchten, so gibt es auch ein „Skriptum für Studenten", in welchem die Prinzipien mehr vom medizinischen Blickpunkt betrachtet werden, mehr als grundsätzliche Ausbildung, - welches aber dennoch auch für Laien sehr gut zu lesen und zu verstehen ist. Siehe S. 183)

Wie dieses Buch zu lesen ist

Dieses Buch ist so geschrieben, daß Sie es auf zweierlei Art lesen können:

1) Sie können im Falle einer Krankheit bei dem entsprechenden Kapitel (A - Z) nachschlagen. Dadurch sollten Sie einen Eindruck dieser Krankheit aus ganzheitlicher Sicht bekommen und Sie sollten eine prinzipielle Anleitung herauslesen können, wie man am besten damit umgeht.

2) Wenn Sie das Buch jedoch von vorne nach hinten lesen, dann werden Sie ziemlich viel von Gesundheit und Krankheit verstehen! Es kommen dann zwar Wiederholungen vor, weil das nötig war, aber dafür können Sie die Zusammenhänge besser verstehen. Sie sollten mit der Zeit ein abgerundetes Bild bekommen, wie man an die Sache herangeht und was man von einer gut gemachten Ganzheitsmedizin erwarten kann.

Bitte beachten Sie auch, daß es im Kapitel „Krankheiten von A - Z", einen Abschnitt „seltsame Beschwerden" gibt. Die aufgelisteten Krankheiten (von A - Z) sind natürlich keine vollständige Liste.
Es hat auch vom natur-medizinischen Standpunkt aus gesehen keinen Sinn, alle Krankheiten mit ihrer Bezeichnung zu benennen und aufzuführen, weil wir als ganzheitlich orientierte Ärzte z.B. bei den vielen Entzündungen gar nicht so viel Unterschiede zu machen brauchen:

Ob die Entzündung im Ohr oder im Hals oder am Bein sitzt, - wir gehen davon aus, daß eine intakte Abwehr das Problem in den Griff bekommen kann. Wir formen, führen und leiten das Immunsystem zu guter Leistungsfähigkeit, so daß nicht wir eine Heilung herbeiführen, sondern der Körper selbst.

Speziell bei chronischen Krankheiten ist das <u>überhaupt nicht anders möglich.</u>

Sie würden mir daher eine Freude machen, wenn Sie das Buch als ganzes lesen, weil das Endresultat sein sollte, daß Sie dann mehr davon verstehen.

Kapitel 1

Wenn ich beginne, „Patient“ zu sein: Womit bekomme ich es zu tun? Welches Parkett betrete ich?

Grundsätzliches über den „Markt“ und über die Markt-Politik

Wenn ich krank werde und zum Arzt gehe, - wohin begebe ich mich da? Mit wem bekomme ich es zu tun?

Die Politik wird nicht von den Politikern gemacht, - auch nicht in der Medizin.

Wenn man krank wird, - wenn man also seinen Fuß zu Beginn seiner „Krankheitskarriere“ in das Gebiet um Gesundheit und Krankheit setzt, also wenn man z.B. das erste Mal zum Arzt geht, so sollte man wissen, daß man ein Gebiet betritt, in welchem bereits alle Interessen organisiert und vertreten sind...
Allerdings nicht die Interessen der Patienten!

Die Politik wird von jenen gemacht, die am meisten daran verdienen. Das ist nicht nur auf dem Gebiet der Medizin so.
Wir leben in einer Welt, die von Geld und Gewinn allein motiviert wird; alle anderen Interessen (wie etwa daß es dem Patienten guttun sollte, oder daß etwa die Atemluft sauber gehalten werden sollte...) sind zwar vorhanden, aber eindeutig untergeordnet. Keine Firma wird sich einer Sache annehmen, sei sie noch so gut, wenn man nicht ordentlichen Gewinn daraus machen kann.

Die wichtigste Politik einer etablierten Macht (z.B. der Erdöl-Industrie) ist es, keine Gegnerschaft aufkommen zu lassen.
Wenn es neue Erfindungen gibt, müssen sie entweder gekauft oder ausgemerzt werden.

Es mag Sie schmerzen zu erfahren, daß es auf dem Gebiet der Medizin genauso ist. Aber es ist auf allen Gebieten auf dieser Erde so, und es kann auf dem Gebiet der Krankheiten deshalb auch gar nicht anders sein.

Wenn ich sage „auf dem Gebiet der Medizin“, dann meine ich vorerst überhaupt nicht die Ärzte. Es ist mir sehr wichtig, daß Sie das verstehen.

Ärzte sind im allgemeinen an der Gesundheit der Patienten interessiert. Es gibt tatsächlich keinen Berufsstand, der eine ähnlich korrekte und hohe ethische Einstellung hat. Die Einstellung des Arztes mag verfärbt sein von anderen Weltanschauungen, religiösen oder politischen Aspekten, - aber Ärzte wollen das Beste für Ihre Patienten und das Beste für sich (das ist legitim).

Aber: Man muß verstehen, daß die Medizin längst keine eigenständige Wissenschaft mehr ist.
Die Ärzte haben sich aufs Ärgste verschaukeln lassen.
Zuerst haben sie sich verschaukeln lassen, daß chemische Medikamente die Hoffnung der Zukunft seien. Sie haben aufgehört, Medizin zu betreiben und betreiben jetzt Pharma-Verteilung.
Zweitens lassen sie sich täglich verschaukeln, indem sie als „wissenschaftlich“ anerkennen, was man ihnen von seiten der Pharma-Industrie als wissenschaftlich verklickert (im Grunde ist es Pharma-Wissenschaft und nicht Medizin-Wissenschaft).
Ärzte vertrauen darauf, daß andere auch ethisch denken, also die Gesundheit der Bevölkerung zum Ziel haben, weil sie ja selber so denken! Sie haben der Brutalität der Wahrheit nicht ins Auge gesehen, daß für eine Industrie andere Prioritäten gelten, (daß für die Ente nicht all das gut ist, was für den Entenjäger gut ist,) und daß wirtschaftliche Gesichtspunkte allein maßgeblich sind, in welche Richtung das Schiff „Medizin“ gelenkt wird.

So kommt es, daß man in der Medizin - wie bereits erwähnt - nicht mehr Medizin, sondern Pharma betreibt, und daß Ärzte im gleichen Boot wie die Patienten sitzen, nämlich Opfer sind, oder Figuren in einem höheren Spiel.

Im Bereich der Krebs-Behandlungen gaukelt man uns zum Beispiel seit vielen Jahrzehnten vor, daß die Forschung auf vollen Touren läuft, und daß man jeden Augenblick damit rechnen kann, daß die Forschungsabteilungen der Pharma-Industrie die Lösung finden.
Man vermittelt seit ca. 1940 den Eindruck, daß man ganz knapp dran ist, und daß es nur mehr einer kleinen Spende bedarf, den Durchbruch zu schaffen.
Dieses Marketing kommt aus den USA, wo man die hauptsächlichen Patente für die Chemotherapie hält, und wo man das hereinfließende

Geld (Spenden und staatliche Unterstützung) dafür verwendet, daß man die Forschung für neue patentfähige Chemotherapeutika gar nicht selber bezahlen braucht.

Aber ein vernünftiger Mensch wird sowieso nie glauben, daß die Vergiftung eines kranken Organismus zur Heilung führen wird, - sofern er sich das überhaupt einmal vor Augen hält.
Man muß schon ein wenig vom vernünftig denkenden Menschen hin zum entrückten Wissenschaftler gegangen sein, um diesem Gedanken zu verfallen.

Aber ich kann ihnen versichern, daß in den USA alles getan wird, um die Dinge im jetzigen Zustand zu halten, wo man ca. 100 Milliarden Dollar im Jahr an der vergeblichen Behandlung des Krebses verdient. Eine einfache Krebs-Heilung würde das System zutiefst erschüttern und gefährden.

Leider bedient ein ausgeklügeltes System uns Ärzte mit allen Informationen über die neuesten Errungenschaften in dieser chemisch orientierten Medizin, so daß wir es glauben und uns danach richten.
Dies wurde bei uns sogar zum Gesetz.

Wenn Sie sich die Statistiken anschauen, so werden Sie sehen, daß chronische Krankheiten nicht ausgeheilt werden (daß jetzt nicht einmal mehr der Versuch gemacht wird), so daß diese Patienten ständig mit Medikamenten versorgt werden müssen, und daß unser „Sozialsystem" die Funktion erfüllt, das Geld aus dem Volk für diese Therapie abzuschöpfen und der Pharma-Industrie zuzuführen.

Diese ist jedenfalls der einzige Nutznießer dieses gesamten Konzeptes.

Ich habe Ihnen das nicht erzählt, um sie zu schocken oder um Sie aus anderen Gründen zu beeindrucken, sondern weil man es als Patient ganz einfach wissen muß, womit man es zu tun hat, wenn man gesund werden will.

Für Sie gilt als erstes mit Sicherheit: man muß sich gleich am Anfang einen Arzt suchen, der die Ausheilung zum Ziel hat und nicht bei der „Krankerhaltung" - wenn auch unbeabsichtigt - mitmacht.

Und weil ich in meiner täglichen Praxis viel zu häufig sehe, daß der Patient viele Jahre herumirrt, bis er draufkommt, daß ihm keiner hilft, habe ich dieses Büchlein geschrieben.
Man muß natürlich die chronische Krankheit gleich am Beginn richtig behandeln, damit man eine gute Chance hat, gesund zu werden.

Die meisten Medikamente dienen heute leider dazu, die Krankheit zu vertuschen, wodurch man nur glaubt, daß sie nicht fortschreitet.
Läßt man es jedoch auf diese Weise zu, daß sie fortschreitet, hat man sich oft so weit von der Gesundheit entfernt, daß diese leider meist nicht mehr erreichbar ist.

chronisch - akut
Was ist eine „chronische“ Krankheit?

Begriffsbestimmung:

Nur ganz wenige medizinische Begriffe müssen wir behandeln, bevor wir weitergehen:

„Chronisch“ bedeutet „mit Zeit verbunden“.
Eine chronische Krankheit ist also eine Krankheit, die über eine Zeit hinweg dauert.

„Akut“ bedeutet „spitz, scharf“.
Eine akute Krankheit ist eine Krankheit, bei welcher die Erscheinungen „spitz, scharf“ sind. Meistens gehen sie rasch vorbei; wenn sie andauern, werden sie „chronisch“.

Viele Krankheiten mit dem gleichen Namen können eine akute und eine chronische Form haben. Nehmen wir zum Beispiel die „Bronchitis“, eine Entzündung der Atemwege („Bronchien“, „-itis“ bezeichnet immer eine Entzündung).

Die akute Bronchitis geht mit heftigen („spitz“, „scharf“) Krankheitserscheinungen einher: Fieber, Husten, Auswurf, Schmerzen, heftigem Krankheitsgefühl.

Eine chronische Bronchitis schleppt sich dahin: man hustet, hat höchstens ein bißchen Fieber (meist gar keines), kann arbeiten gehen, aber man wird die Krankheit nicht wirklich los.

Was ist Krankheit?

Man muß verstehen, daß eine Krankheit aus 2 Anteilen besteht:
a) dem krankmachenden Einfluß (z.B. feindlichen Bakterien oder Viren) und
b) der Abwehrkraft des Körpers.
Der Organismus wehrt sich also.

Wenn er sich heftig wehrt, so ergibt das eine akute Erkrankung.
Wenn er sich nur schwächlich wehrt, ergibt das eine chronische Erkrankung.

Eine akute Erkrankung zeugt also von einem guten Abwehrsystem, insbesondere wenn der Organismus gut Fieber erzeugen kann, - eine chronische Erkrankung sagt uns, daß das Immunsystem schwach ist.

(Nebenbei: die sicherste Art, aus einer guten Abwehr eine schwächliche zu machen, ist es, bei einer akuten Entzündung die Abwehrbemühungen des Organismus zu bekämpfen (fiebersenkende und entzündungshemmende Mittel). Fieber und Entzündung sind die Abwehrmaßnahmen des Körpers.)
Es ist nur sinnvoll, den „Feind“ zu schwächen, nicht den Freund.

Wenn beides zutrifft:

Es gibt jedoch noch einen erwähnenswerten Aspekt: Die beiden Dinge: „chronisch“ und „akut“ können vermischt sein.

Zum Beispiel haben Kinder sehr häufig akute Infekte. Der akute Infekt ist der „akute“ Teil des Geschehens.
Der Umstand, daß dieser akute Infekt jedoch andauernd wiederkommt, ist der „chronische“ Anteil der Erkrankung.
Wenn Sie also die Krankheit für den Augenblick rasch weghaben wollen, muß man Antibiotika geben („Schulmedizin“), was möglicherweise meist richtig ist.
Wenn man aber denjenigen Umstand in Ordnung bringen will, daß das Kind dauernd und immer wiederkehrend krank ist, muß man eine andere Art von Medizin anwenden, nämlich eine gesundheitsfördernde. (Das

wird in den jeweiligen Kapiteln besprochen.) Da die Schulmedizin dies nicht macht, müssen Sie sich anderswo umschauen.

Wenn Sie sich im Zweifel befinden, sollten Sie einen ganzheitlich orientierten Arzt zurate ziehen, weil er meist das ganze Spektrum der Medizin kennt.
Ein verantwortungsvoller (nicht zwanghaft „alternativer“) Ganzheitsmediziner wird im richtigen Zeitpunkt auch schulmedizinische Verfahren anwenden oder empfehlen, wenn diese notwendig sind.
Ein Schulmediziner wird jedoch in der Regel nur das tun, was er kennt: nämlich auch im chronischen Fall akutmedizinische Verfahren anwenden, was der Gesundung chronischer Krankheiten zumeist entgegenwirkt.

Wann „Schulmedizin“ - wann „Naturheilkunde“?

Faustregel:
Als Faustregel können Sie mit gutem Gewissen folgendes verwenden:

Bei akuten Krankheiten zum Schulmediziner, bei chronischen Krankheiten zum Ganzheitsmediziner.

Die „Schulmedizin“ ist von ihrem Wesen her eine Akutmedizin. Sie kümmert sich nicht um Ursachen oder Hintergründe. Sie bietet rasche Hilfe. Wenn jemand schwer erkrankt ist, oder wenn gar Lebensgefahr besteht, dann ist es von geringerer Wichtigkeit, ob jetzt das Immunsystem behindert wird oder nicht. Notmaßnahmen bleiben Notmaßnahmen, und wenn sie am Platze sind, dann sind sie am Platze!
Also im Notfall, im Akutfall zur Schulmedizin.

Die „Ganzheitsmedizin“ oder Naturheilkunde hingegen kümmert sich um all die Aspekte der Krankheit, welche sie verursachen, und sie beinhaltet Techniken, um die Gesundheit zu verbessern oder wiederherzustellen.

Das sollte man wissen.... Denn Ihre erste Frage im Krankheitsfall ist es ja: wohin wende ich mich??

Kapitel 2

Die Wiederherstellung der Selbstheilungskräfte

Die „Basis-Regeneration“

Sie werden im Laufe dieses Buches relativ häufig den Ausdruck „Basis-Regeneration“ lesen. Daher wird er hier an dieser Stelle etwas ausführlicher behandelt.

Als erstes muß man verstehen, daß die meisten Menschen im normalen Leben nicht wirklich gesund sind.
Selbst wenn sie keine echten Leiden oder Krankheiten haben, so befinden Sie sich doch irgendwo auf einer Linie zwischen Gesundheit und Krankheit.

Man kann auch sagen: der Mensch ist nie 100%ig gesund oder 100%ig krank; nein: er befindet sich dazwischen, - der eine weiter bei der Gesundheit, der andere weiter bei der Krankheit.
Je weiter man sich der „Krankheit“ nähert, umso höher werden die Chancen, daß man auch tatsächliche Krankheitserscheinungen bekommt. Die Basis für eine spätere Krankheit wird also bereits in der Zeit davor gelegt.

Wenn man also bereits Symptome hat, also wenn bereits Krankheitszeichen aufgetreten sind, so muß man annehmen, daß man schon in der Zeit davor für eine geraume Weile ein gewisses Stück von der Gesundheit abgewichen ist.

Damit jedoch der Organismus die Dinge wieder zur Ausheilung bringen kann, muß er ziemlich „gesund“ sein. Dies ist natürlich im Krankheitsfall nicht gegeben; denn wenn das Immunsystem fähig wäre, die Gesundheit herbeizuführen oder wiederherzustellen, dann hätte es dies ja bereits getan.

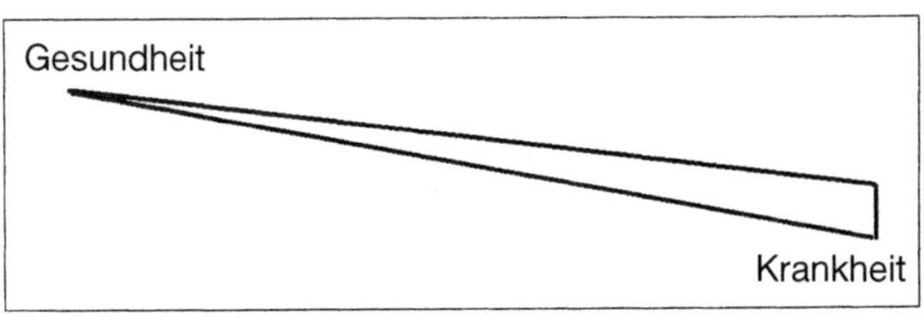

Um also den Organismus in eine Verfassung zu versetzen, Heilung zu bewerkstelligen, muß man ihm generell ein gutes Stück zur Gesundheit (auf der Skizze: nach links) zurückführen, - und das ist die „Basis-Regeneration".

Anders ausgedrückt, kann man eigentlich einen (chronisch) Kranken gar nicht ausheilen, solange man diesen Schritt nicht gemacht hat!
Ein kranker Organismus ist ja krank, weil seine Selbstheilungskräfte versagen.

Um diese Selbstheilungskräfte wieder aufleben zu lassen, machen wir die Basis-Regeneration.

Im Grunde kann niemand einen Organismus gesund machen, nur seine Selbstheilungskräfte können dies tun.

Daher hat es keinen Sinn, eine Therapie zu versuchen, solange die Selbstheilungskräfte im Eimer sind, und solange man den grundlegenden Gesundheitszustand des Patienten an derjenigen Stelle beläßt, an der er krank geworden ist.

Dies ist der wichtigste Grund, warum man in der heutigen Medizin chronische Krankheiten nicht ausheilen kann und warum die Leute krank bleiben: man beginnt eine Therapie, ohne davor eine Basis-Regeneration durchzuführen.
Also fällt diese Therapie auf keinen fruchtbaren Boden, sondern wird das Immunsystem weiter überfordern.

Diesen Vorgang, um die Selbstheilungskräfte des Organismus wieder instand zu setzen, nennen wir Basis-Regeneration oder auch die „Therapie vor der Therapie".

Der beste Witz bei dieser Geschichte ist der, daß die meisten Menschen einfach durch die Therapie vor der Therapie, also durch diese Basis-Regeneration, gesund werden, wenn man sie zur rechten Zeit durchführt: denn die Selbstheilungskräfte - einmal angespornt - führen die Gesundheit ohne weitere Therapie herbei.

Die Basis-Regeneration besteht üblicherweise aus drei Schritten:

1) Man muß eine Ernährungskorrektur durchführen. Diese ergibt sich aus den Fehlern einer Person, die sie bisher gemacht hat. Die meisten Menschen machen hier Fehler, und aus diesem Grunde muß man sie korrigieren (Essen und Trinken).

2) Der zweite Schritt besteht aus Gaben von einer Kombination von bestimmten Vitaminen. Diese werden ebenfalls von Fall zu Fall verschieden sein. Aber eine Genesung benötigt ein Mehr an Vitaminen und derartigen Stoffen; außerdem kann man verallgemeinernd sagen, daß ein Mangel vorhanden ist. Aus diesen Gründen muß dieser Schritt geschehen.

3) Das richtige Aufmuntern der Selbstheilungskräfte erfolgt durch den dritten Schritt.
Da ich im Rahmen dieses Buches nicht auf individuelle Eigenheiten des Patienten und der Krankheit eingehen kann, will ich Ihnen sagen, was in den meisten Fällen anwendbar ist und auch in den meisten Fällen hilft:
Ich verwende meist eine Injektion mit ein paar homöopathischen Mitteln, Eigenblut des Patienten sowie einem Ozon-Sauerstoff-Gemisch. Dies wird ca. 4 - 10 mal gemacht, um eine Basisregeneration zu erreichen (Wiederherstellung der Selbstheilungskräfte).

Bei manchen allergischen Krankheiten, bei fortgeschrittenem Rheuma, bei sogenannten Auto-Immun-Krankheiten und bei Schilddrüsen-Überfunktion kann die Basisregeneration in dieser Form nicht durchgeführt werden.

Kapitel 3

Die Krankheiten von A - Z

Hier folgt jetzt ein langes Kapitel, in welchem die Krankheiten von A bis Z durchgegangen werden.

Man kann im Falle einer Krankheit unter dem betreffenden Kapitel nachschlagen, und man wird - so glaube ich - wertvolle Hinweise finden.
Ich habe versucht, mich treffend aber knapp auszudrücken. Es werden meist keine langen Beschreibungen gemacht. Wenn Sie also zum Beispiel bloß eine kurze Bemerkung finden, die auf Ihren Fall zutrifft, so kann das bedeuten, daß diese für Sie dennoch sehr wervoll ist.

Seien Sie sich bitte darüber bewußt, daß auch in anderen Kapiteln Dinge geschrieben stehen, die für Ihre Krankheit zutreffend sein können, also auch unter anderen Krankheiten.
Schmökern Sie also ein bißchen, - oder noch viel besser, lesen Sie das Buch von vorne nach hinten!
Ich habe nämlich in diesem folgenden Kapitel „Die Krankheiten von A bis Z" alle wesentlichen Punkte der Ganzheitsmedizin und der modernen Naturheilkunde hineingepackt, die notwendig sind, um die Sache als ganze zu verstehen.
Für denjenigen Leser, der also mehr verstehen will, wird es notwendig sein, wenn er das Buch von vorne nach hinten liest.
Bisweilen wird er in anderen Kapiteln unvermutet Dinge finden, die für seinen Fall wesentlich sind, und die in „seinem" Kapitel gar nicht drinstehen.

Nach diesem Kapitel („A - Z") habe ich dann noch all die Punkte gesammelt, die man eigentlich wissen sollte, sowie dann auch noch einige interessante Aspekte, die mir zu einem abgerundeten Verständnis wesentlich erscheinen.

Da das Buch auf diese beiden Arten zu lesen ist, mag man mir verzeihen, wenn Wiederholungen vorkommen. Aber diese sind meist immer wieder von unterschiedlichen Blickpunkten beschrieben, so daß sie eigentlich nichts ausmachen sollten, sondern - im Gegenteil - zu einem weiteren und besseren Verständnis der Zusammenhänge führen.

Alles Gute!

Akne

Man muß zuerst eine Unterscheidung machen, ob es sich um eine wirkliche Akne handelt, oder um „Wimmerln“ bzw. „unreine Haut“.

A) Richtige Akne (Akne vulgaris) hängt meistens mit Hormonen zusammen. Sie ist nicht leicht erfolgreich zu behandeln.
In der Schulmedizin gibt man heute meistens über lange Zeit Antibiotika (bakterientötende Substanzen). Die Akne geht während der Einnahme meist zurück, um dann unvermindert wiederzukommen. Äußerliche Behandlungen wie Reinigung, etc. kann man sich vom Hautarzt verschreiben lassen; mit Kortison soll man sich gar nicht erst etwas anfangen.
Es wirken relativ gut: Eigenblut-Behandlungen, reinigende Tees, Fastenkuren, Ernährungskorrekturen, Eigenharn-Behandlungen.
Dies sind jedoch nur bedingt ursächlichen Therapien, und daher kann man sich von Seiten der Naturheil-Medizin in diesem Fall auch keinen hundertprozentigen Erfolg erwarten.

B) Wimmerln und unreine Haut sind viel besser zu behandeln: sie haben fast immer mit der eigenen Bakterien-Flora zu tun. Dies sind jene Bakterien, mit welchen der Mensch zusammenlebt. Sie befinden sich vom Mund abwärts im Magen-Darm-Trakt. Eine nicht ganz richtige oder eine geschwächte Darmflora bildet meist die Ursache für „Wimmerln“. Sollten diese an einer bestimmten Stelle (etwa am Unterkiefer einer Gesichts-Seite) vermehrt auftreten, so kann es auch sein, daß sich genau darunter ein Herd (z.B. ein Zahnherd) befindet.

Die Behandlung ist leichter als bei der richtigen Akne, weil man hier die Ursache behandeln kann.
Man muß die richtigen Bakterien züchten und fördern, oft auch mit Hilfe einer wiederholten Impfung, die das Zusammenwirken zwischen dem körpereigenen Immunsystem und der Darmflora wiederherstellt.
Die Ernährung muß hierzu korrigiert werden, insbesondere darf kein Zucker gegessen werden.
Eigenblut-Injektionen sind sehr förderlich.
Diese Erscheinungen sind sehr gut therapierbar.

Allergien

Allergien sind ein Sammelbegriff für Erkrankungen, bei welchen das Immunsystem „überschießend“ reagiert.
Es sei an dieser Stelle erwähnt, daß auch „entzündliche“ rheumatische Krankheiten vom Prinzip her in diese Rubrik fallen (also eigentlich in die „allergische“ und nicht in die „entzündliche“).

Ekzeme, Neurodermitis, Asthma, Heuschnupfen und ähnliche Dinge fallen in die Rubrik der Allergien: das Immunsystem des Organismus macht den Fehler, sich gegen etwas zu wenden, gegen das sich zu wenden ziemlich unsinnig und ein Irrtum ist (z.B. gegen Birkenpollen oder die Exkremente der Hausstaubmilbe...).

Bei der Allergie ist es wichtig, im Hinbick auf die Therapie zu unterscheiden, ob ein angeborener Faktor bei dem Patienten vorhanden ist oder nicht. Meist läßt sich ein angeborener Faktor dadurch entlarven, daß man findet, daß die Mutter oder der Vater, oder daß Geschwister ebenfalls zu allergischen Erkrankungen neigen.
In diesem Falle wird der Therapie-Erfolg auch von naturheilkundlicher Seite umso schwächer sein, je stärker der erbliche Anteil an der Erkrankung beteiligt ist.
Aber ein Patient muß faßt immer etwas falsch machen, um auch eine ererbte Krankheit zum Ausbruch kommen zu lassen. Hätte man sich keinen Fehler in der Lebensführung geleistet, wäre die Krankheit meist gar nicht zum Ausbruch gekommen!

Aber da bereits Kinder mit Zucker und Kuhmilchprodukten und veränderter „künstlicher“ Nahrung aufgezogen werden, wird dieser ererbte Faktor rasch gefördert, und überdies wird er von Generation zu Generation stärker: die Kinder erkranken bereits früher und stärker an den allergischen Krankheiten, als es ihre Eltern noch getan haben.
Dies ist eine der fatalen Folgen der wissenschaftlichen „modernen Ernährungslehre“, welche die Nahrungsmittel in Kohlenhydrate, Eiweiß, Fette eingeteilt hat, anstatt z.B. in Blattgemüse, Wurzelgemüse, etc. So hat man im Windschatten von scheinbarer „Wissenschaft“ den Kindern einfach „Kohlenhydrate“, „Eiweiß“ und „Fette“ gegeben, anstatt sich daran zu halten, was über die Jahrtausende die Basis für die menschliche Ernährung gewesen ist: „das, was draußen wächst“!

Aber selbstverständlich spielt die gestiegene Umweltvergiftung ebenfalls eine große Rolle in der Zunahme der Allergien, ebenso die möglichst breite „Versorgung“ der Menschen mit Chemikalien (z.B. Medikamenten).

Da die Allergien alle ein gemeinsames Prinzip haben, sei auch hier erwähnt, was üblicherweise zur Ausheilung beiträgt. Wie gesagt, gibt es einen erblichen Faktor, den wir nicht therapieren können. Aber erstens gibt es überhaupt <u>erworbene</u> Allergien, wo so ein Faktor nicht vorhanden ist, und die daher heilbar sein sollten, und zweitens kann man bei den erblich (mit)bedingten Erkrankungen denjenigen Anteil gut behandeln, welcher <u>nicht</u> erblich ist.
In letzteren Fällen wird man eben nur eine Besserung erzielen (etwa so, daß man kein oder weniger Kortison verwenden muß) und auf eine völlige Ausheilung verzichten müssen.

Es gibt auch unterschwellige Allergien (besser: „Unverträglichkeiten“ z.B. häufig auf Milch-Eiweiß oder Weizen), die nicht mit den üblichen (schulmedizinischen) Methoden diagnostizierbar sind.
Würde man solche unterschwellige Allergien nicht behandeln, so werden diese zu krankmachenden Faktoren und können in späterer Folge zur Entstehung anderer Krankheiten beitragen (z.B. Rheuma).

Es sei noch einmal darauf hingewiesen, daß man mit der Lebensführung sehr wohl mitbestimmen kann, ob eine ererbte allergische Erkrankung zum Ausbruch kommt, und auch darauf, daß man damit nicht spielen sollte: denn je mehr man etwa durch Zucker-Essen die Krankheit fördert, umso stärker etabliert sie sich und setzt sich fest, und umso schwerer wird man sie wegbekommen.

Bezüglich der Therapie spielen folgende Dinge eine Rolle:
<u>Ernährung</u> (erstens wegen möglicher Allergene in der Nahrung, zweitens wegen des Untergrabens der Gesundheit, so daß die Allergie als Krankheit (wie bei jeder anderen Krankheit) ärger wird.
<u>Darmbakterien.</u> Da der menschliche Körper in weitester Auslegung eine Organisation bestehend aus vielen unterschiedlichen „bakterienartigen“ Kulturen ist, die zusammenarbeiten (indem die verschiedensten Aufgaben verteilt wurden), wirkt eine Therapie der Bakterienflora immer auch günstig bei der Behandlung von Allergien, insbesondere durch die „Impfung“ mit Symbioflor Antigen, u.ä.

Zumeist spielen auch Pilze (im Darm) bei der Aufrechterhaltung der Allergie-Krankheit eine wesentliche Rolle, so daß es sehr wichtig ist, die Bakterienflora in Ordnung zu bringen, so daß die Lebensbedingung der Pilze zerstört wird.
Bioresonanz-Therapie oder Mora-Therapie. Dabei ist zu sagen, daß es nicht genügt, daß ein Behandler dieses Gerät besitzt, sondern wie gut er damit umgehen kann. Ich selbst mache diese Therapie nicht, aber da ich die Patienten oft dorthin schicke, sehe ich, daß es auf den Therapeuten ankommt und nicht auf das Gerät.
Anders ausgedrückt: wenn Sie so eine Behandlung schon gemacht haben, und sie hat nicht geholfen, so kann es sein, daß ein anderer Behandler den gewünschten Erfolg erzielen kann!
Oft hängt es auch damit zusammen, daß viele Behandler auf die Ernährungskorrektur vergessen. Wenn dort schwere Fehler gemacht werden, läuft gar nichts. Rausgeschmissenes Geld. („Therapie vor der Therapie" notwendig!)
Aber die Therapie an sich ist eine gute und zur Behandlung von Allergien geeignet.
Eigenharn-Behandlungen sollen helfen.
Eigenblut-Behandlungen (im Falle der Allergien: mit stärkeren Verdünnungen oder anderen Verarbeitungen aus Patientenblut).
Nosoden (das sind homöopathische Mittel, die die Krankheit selbst enthalten. Zum Beispiel kann man eine Allergie auf Milcheiweiß mit starken Verdünnungen von Milcheiweiß behandeln.)
Allergostop nach Theurer.

Im Verhältnis zu „schulmedizinischen" Behandlungsmöglichkeiten steht die sogenannte „Desensibilisierung" oder genauer die „Hyposensibilisierung" zur Diskussion. Diese wird meist von Allergie-Ambulatorien gemacht. Auch hier gibt es eine Faustregel:
Leidet man an einer Allergie (oder höchstens zweien), also z.B. nur gegen Birkenpollen allein, so hat eine Desensibilisierung Sinn und man kann mit einem guten Erfolg rechnen.
Leidet man hingegen an mehreren Allergien, ist es sinnvoller, wenn man die Therapie gegen die prinzipielle Verirrung des Organismus richtet, sich nämlich gegen „eingebildete Feinde zu wehren". Insbesondere dann, wenn man bemerkt hat, daß man anfangs kaum gegen etwas allergisch war, dann gegen 2, dann gegen 3 und später gegen noch mehr Dinge allergisch wurde. Dann ist die schulmedizinische Therapie die

richtige. In diesen Fällen ist es offensichtlich, daß das Immunsystem sich immer mehr verirrt, und dieses muß korrigiert werden.
Allergien sind nicht leicht zu behandeln, manchmal hat man raschen Erfolg, manchmal fast keinen. Dies hängt mit der Vielfältigkeit der Fälle zusammen, mit versteckten Allergien und damit, daß man bei der Konstruktion eines Therapie-Planes keinen Faktor übersehen darf.

Aber da die Schulmedizin außer akutmedizinischen Maßnahmen und der „Hyposensibilisierung" ohnehin keine Möglichkeit hat, Allergien zu therapieren, lohnt sich der Versuch auf jeden Fall.
Bei machen Leuten muß man sich damit zufriedengeben, daß sich der Zustand nicht weiter verschlechtert.

Das Meiden derjenigen Substanz(en), gegen die man allergisch ist, ist natürlich wesentlich für die Therapie.

Oft ist es gelungen, auch bei einem vorhandenen ererbten Allergie-Faktor mittels „Körndlkost" (hauptsächlich Rohkost) alle Allergien zum Verschwinden zu bringen. Es ist dabei zu achten, daß kein tierisches Eiweiß gegessen werden darf, vor allem keine Kuh-Milch (und Milch-Produkte). Man muß es wohl mindestens 1 Jahr lang durchziehen. Dann heilt sich das Immunsystem selber aus, falls man nicht dabei irrtümlich irgendein Nahrungsmittel zu sich nimmt, auf welches man auch allergisch ist. (Bücher: „Schnitzer-Kost", Bücher von Dr. M. O. Bruker)
(Diese Ernährungsform hilft in ähnlicher Weise bei vielen verschiedenen Krankheiten, was dort nicht immer erwähnt wird!)

Dies waren grundsätzliche Bemerkungen zum Sammelbegriff der Allergien. Alles andere lesen Sie unter dem jeweiligen Krankheitsbegriff.

Altersbeschwerden

Natürlich ist der menschliche Körper der Alterung unterworfen.
Viele Leute geben sich aber viel zu früh mit der „Ausrede" zufrieden, daß es das „Alter" sei, weswegen sie diese oder jene Beschwerden haben.
Die Gesundheit wird von zwei einander entgegengesetzten Dingen bestimmt:

Auf der einen Seite sind die Anfechtungen und all die krankmachenden Faktoren, auf der anderen Seite wirken dem die Lebenskraft, eine gute Ernährung und viele andere Dinge entgegen, die wir unter den „gesundheitsfördernden Faktoren“ zusammenfassen können.
Je nachdem, welche Seite überwiegt, wird jemand rascher oder weniger rasch zur Krankheit und zum Alter hinüberwandern (siehe auch das Kapitel „Basis-Regeneration“ und die dortige Skizze, Seite 29).
Also ist es doch einleuchtend, daß man auch jene positiven, gesundheitsfördernden Kräfte unterstützen und stimulieren kann.
Es hat sich herausgestellt, daß viele dieser „Altersbeschwerden“ verschwinden, wenn man einfach eine „Basis-Regeneration“ durchführt.
Jedenfalls gibt es bei ca 90 % der Patienten eine merkliche und anhaltende Besserung. Man sollte darauf nicht verzichten, weil es in diesem Alter den Unterschied ausmachen kann zwischen endgültigem Bergabgehen und Nicht-Bergabgehen des Allgemeinzustandes.

Altersbeschwerden sind (z.B. auf diese Weise) sehr gut behandelbar. Man sollte sich unbedingt aufraffen und es versuchen!

Anämie, „Blutarmut“

Dies ist eine Krankheit, bei welcher die Zahl der roten Blutkörperchen erniedrigt ist.
Da diese den Sauerstoff transportieren, fühlt man sich bei einem Mangel müde und erschöpft. Zur Bildung der roten Blutkörperchen wird Eisen benötigt, - daher führt ein Mangel an Eisen zur Anämie. Aber es können auch andere Mängel dazu führen.
Oft tritt diese Krankheit jedoch auch in der Folge einer anderen Erkrankung oder in der Folge einer Gift-Belastung auf.
Daher sollte man jene andere Krankheit finden und behandeln, bzw. die Giftbelastung finden und ihr entgegenwirken (häufig sind es chemische Medikamente).
Wenn man kein erniedrigtes Eisen finden kann (Blutbefunde) Darmerkrankung nicht resorbiert, und auch keine andere Krankheit, so sollte man eine gute Ernährung einhalten und eine Basis-Regeneration durchführen, damit die Selbstheilungskräfte zur eigenständigen Reparatur angeregt werden.

Angina (eitrige Hals-Entzündung)

Hier gibt es wieder die zwei Möglichkeiten einer akuten und einer chronischen Angina. Meist sind es akute Entzündungen mit Fieber und „Eiterstippchen“ im Hals. Aber der chronische Umstand ist das Immer-Wiederkehren solcher akuter Entzündungen.
Die akute Form kann man gerne mit einer kurzen aber effektiven Antibiotika-Behandlung ausmerzen, aber - besonders bei Kindern - geht das oft ebenso schnell und effektiv mit „Pro-Biotika“. Das ist nichts anderes als das „Überschwemmen“ der entzündeten Gegend mit Symbioflor I, so daß es die falschen Bakterien hinausekelt bzw. diese zwingt, sich in die nicht-krankheitserregende Form zurückzuwandeln.
Kinder heilen schnell, wenn man das Richtige macht, aber bei Erwachsenen dauert es länger. Diese wollen oft möglichst rasch wieder arbeiten gehen, so daß ich bei Angina mit starkem Krankheitsgefühl und mit Fieber folgendes Vorgehen vorschlage:

a) zuerst kann man die Angina mit Antibiotika niederschlagen, dann
b) die vorher schon gestörte und jetzt nochmals (durch die Therapie) geschädigte Bakterienflora aufbauen. Dies geschieht durch Ernährungskorrektur, Symbioflor und anderen Bakterien-Präparaten zur Züchtung der Flora.
c) Meist ist bei Erwachsenen jedoch zusätzlich das Immunsystem sowieso angegriffen, so daß eine Basis-Regeneration sehr, sehr ratsam wäre.

Kinder haben sehr häufig Anginen, manche fallen von einer Angina in die nächste (es können auch Mittelohr-Entzündungen oder Bronchitis sein). Sie bekommen dann jedesmal Antibiotika. Ärzte und Eltern sind meist ratlos bezüglich des Immer-Wiederkehrens. (Da es kein patentierbares Medikament zur „Gesundmachung“ gibt, kommt auch keine Anweisung von der Pharma-Industrie, und daher wissen die Ärzte nichts mit diesem Zustand anzufangen. Sie haben vergessen, wie man Medizin betreibt.)
Aber es ist ganz einfach: Das Kind darf keinen raffinierten Zucker oder Süßspeisen zu sich nehmen (weil das die falschen Bakterien züchtet), man gibt Symbioflor I und man gibt Vitamine.
Man braucht im Normalfall keine weitere Therapie.
Das Kind wird aufhören, infektanfällig zu sein.

Angina pectoris (Herz-Asthma)

Siehe Herzerkrankungen

Aphten (kleine wunde Stellen in der Mundschleimhaut)

Es ist anzunehmen, daß es sich um Viren handelt, die dauernd da sind (oder auch wieder verschwinden) und diese kleinen Geschwürchen von Zeit zu Zeit auslösen.
Es ist ein grundlegendes Prinzip der Naturheilkunde, daß man - wenn man den „Feind" nicht fassen kann - einfach dadurch zum Erfolg kommt, daß man die Abwehrkraft des Organismus stärkt.
So tun wir es hier:
Mit einer Basis-Regeneration und einer Bakterienzüchtung schafft man ein derart krankheitsfeindliches Milieu, daß die Aphten verschwinden, auch wenn das Virus drinnenbleiben mag.

Da der Erfolg damit nicht in allen Fällen gegeben ist, muß ich auch andere Verfahren erwähnen, von welchen Erfolge berichtet werden:
Urin-Therapie
Soma-Dyne-Gerät
Impfung mit Baypamun

Arteriosklerose (Arterien-Verkalkung)

Darüber gibt es viel zu sagen, daher wird es ein längeres Kapitel.
Als erstes muß man festhalten, daß es sich um eine ernährungsbedingte Erkrankung handelt. Also: der Patient macht sie sich selber.
1) Allgemein: im Grunde führt jeder dauernd gemachte Ernährungsfehler zu einem Untergraben der Gesundheit. Wenn also jemand (genetisch) zu dieser Krankheit neigt, wird er sie durch jeden Fehler fördern, wenn er über längere Zeit begangen wird.
2) Der Beginn des arteriosklerotischen Prozesses geschieht durch Einlagerung von Teilchen in die feine, elastische Innenwand der Arterien (das sind die blutführenden Röhren, die vom Herzen das Blut in die

Peripherie tragen). Speziell durch eine Überernährung mit tierischem Eiweiß wird diese Einlagerung bewerkstelligt. Damit beginnt der Prozess. Zu deutsch: zu viel Fleisch-Essen oder Milch-Trinken führt zu einem Überschuß an tierischem Eiweiß, das der Körper nirgends speichern kann und das er auch nicht rasch genug abarbeiten kann. Der menschliche Körper kann Fette speichern, er kann Kohlenhydrate speichern bzw. rasch zu Fetten umwandeln, aber es ist nichts vorgesehen, was er mit zu viel Eiweiß machen kann!
Aus pflanzlicher Ernährung kann nie so viel Eiweiß auf einmal in den Organismus gelangen, daß sich dieses rückstaut und die Innenwände der Arterien beschädigt (möglicherweise ist das ein Hinweis, daß der Mensch eigentlich Vegetarier ist).
3) Nun haben wir also eine aufgequollene Innenwand der Arterien, gefüllt mit Material, das nicht ausgespült werden kann. Dadurch, daß es jetzt dicker und gequollen ist, lagern sich dort andere Stoffe ebenfalls ab, die im gesunden Zustand sofort weggespült würden. So aber nicht. Die Innenwand ist jetzt geschwollen und krank.
4) Nun kommt erst das Cholesterin in's Spiel. Das Cholesterin ist nicht schuld und auch nicht ursächlich am Arteriosklerose-Prozess beteiligt. Es lagert sich erst jetzt mit anderen Substanzen in den Innenwänden ab. Das Cholesterin hat jedoch die schlimme Eigenschaft, Kristalle zu bilden, wenn es sich ablagert, und diese schneiden, reißen und verletzen jenes zarte Gewebe.
5) Die Vernarbung. Jeder weiß, daß Narben hart werden und nicht mehr elastisch sind. Man nennt diesen jetzigen Zustand „Atheromatose“ und „Atherosklerose“, was so viel heißt wie „narbige Verhärtung der Innenwand der Arterien“. Dies ist die unmittelbare Vorstufe der richtigen Arterienverkalkung, denn
6) Es ist ein normaler Prozess, daß Narben im Körper verkalken. Jetzt haben wir die Verkalkung.

Zu einer generellen Verkalkung kommt es dann dadurch, daß dieser Prozess eine Eigendynamik erhalten hat und - einmal begonnen - munter fortschreitet.
Die Folge ist natürlich eine Verhärtung plus eine Verengung der Arterien. Dies führt zu steigendem Blutdruck auf drei Arten:
a) Die Verhärtung führt dazu, daß die Pulswelle des Herzens nicht wie früher elastisch aufgefangen wird, sondern mit hohem Druck in die Peripherie knallt. Dies wird meßbar an erhöhtem Blutdruck.

b) Das ganze Röhrensystem wird enger, während die Flüssigkeitsmenge (das Blut) ja nicht geringer wird: wie in einem Zentralheizungssystem steigt dadurch der Druck.
c) Da die Röhren enger werden, wird als Folge die Blutversorgung schlechter. Die Rückmeldung aus der Peripherie sagt: „Herz, bei uns kommt nicht genug Blut an, mach mehr Druck". Also steigt der Blutdruck, weil das Herz aufgefordert wird, dies zu tun, um die Durchblutung der Organe zu gewährleisten.

Bei diesen Verhältnissen haben wir also ein angestrengteres Herz, aber dennoch eine allgemein schlechtere Durchblutung.

Therapie:
Die heutige schulmedizinische Behandlung besteht aus Stützung der Herztätigkeit (Herz-Medikamente), blutdrucksenkenden Mitteln (wenn der Druck über ein gewisses Maß hinausgeht, was aber leider zu einem schwächeren Blutstrom und schwächerer Durchblutung führt) und durchblutungsfördernden Mitteln.
Diese Form der Therapie ist eine stützende, aber keine ursächliche. Sie verhindert ein Ausarten in akut gefährdende Zustände. Wenn der Zustand fortgeschritten ist, wird diese Behandlung wohl auch notwendig sein.
Es wird heute vielfach darauf verwiesen, sich „fettarm" und „cholesterinarm" zu ernähren. Dieser Ratschlag geht am Prinzip der Sache vorbei, mag aber von gewissem Wert sein. (Siehe auch unter dem Kapitel „Cholesterin")

Daß das Rauchen eindeutig die Arteriosklerose vorantreibt, gilt als erwiesen.

Aber man kann auch ursächlich behandeln, und man kann auch eine tatsächliche Heilbehandlung durchführen.

Im Grunde ist es eine ähnliche Sache, wie in allen anderen Abschnitten der (Natur-)Medizin: unser Partner sind die Selbstheilungskräfte und die Regenerationsfähigkeit des Organismus, was es bis ins hohe Alter gibt:

Es kommt natürlich auf das Stadium an, welches dann unsere Therapie bestimmt.
1) Ganz im Anfang steht die Vorbeugung: im Grunde besteht die Ernährung aus viel Rohkost (Salat, Obst, Gemüse), Vollwert-Getreide (liefert viel pflanzliches Eiweiß), kaltgepreßten Ölen. Fisch und Fleisch

nur als „Garnierung“, auf keinen Fall als wichtigstes Stück der Mahlzeit wie im Gasthaus. Fisch wäre besser als Fleisch.
Tägliche Zufuhr von raffiniertem Zucker ist krankheitsfördernd, auch bezüglich Arteriosklerose, was wir schon daraus schließen können, daß als die schlimmste Folgeerscheinung der Zuckerkrankheit die Arteriosklerose gilt.
2) Wenn man bereits einen erhöhren Blutdruck hat und der arteriosklerotische Prozess bereits im Gange ist, dann wird die obige Ernährung nötig sein (wenn nicht gar in verschärfter Form), aber auch eine medizinische Behandlung:
Vitamine als Dauerkonsum, um ein Gegengewicht zu den verschlechterten Bedingen zu schaffen:
Vitamin C würde die ständige nötige Entgiftung unterstützen,
Vitamin E eine verbesserte Nutzung des Sauerstoffs verursachen,
Vitamin B3 eine rasche Verarbeitung des Fettstoffwechsels, Säuberung der kleinen Blutgefäße und allgemein der Arteriosklerose entgegenwirken.

Wenn man das zusammen mit der obigen drastischen Ernährungskorrektur wirklich konsequent macht, kann man erwarten, daß man den Prozess derartig verlangsamt und verzögert, daß man die richtigen Spätfolgen sozusagen gar nicht mehr erlebt.

3) Ist das Ganze bereits ein wenig weiter fortgeschritten, empfehle ich zusätzlich einmal im Jahr eine kleine Serie von „kleiner“ oder „großer“ Ozon-Behandlung. Das revitalisiert Regenerationsvorgänge, so daß die Durchblutung verbessert wird, und vieles andere mehr.

4) Bei der ausgeprägten Arteriosklerose kommt ein weiterer Therapie-Schritt hinzu.

Zuvor muß ich aber wohl darauf hinweisen, daß sich die Arteriosklerose an verschiedenen Stellen des Körpers mehr oder weniger ausprägen kann. Dies führt dann dazu, daß der eine Patient als erstes am Herzen leidet (Herzbeschwerden, „Angina pectoris“, Atemnot beim Stiegensteigen, etc.), der andere an Durchblutungsstörungen an den Beinen („Schaufensterkrankheit“: er bleibt alle 30 Meter „beim Schaufenster“ stehen, um das Bein sich erholen zu lassen), andere wieder im Kopf (Gehirnzellen sterben ab), oder aber man hat eine allgemeine Arteriosklerose, und der hohe Blutdruck steht ganz im Vordergrund.

Therapie in diesem Stadium:
Die vorigen Schritte, dazu die Ozon-Therapie als allgemeine und durchblutungsfördernde Maßnahmen.
Ich habe gesehen, wie darauf die Herzbeschwerden verschwunden und lange nicht wiedergekommen sind, - ebenso andere Durchblutungsstörungen, wie etwa die in den Beinen.
<u>Chelat-Therapie:</u>
Um aber wirkliche anhaltende Erfolge bei fortgeschrittenen Zuständen zu erzielen, sollte man die Chelat-Therapie durchführen. Dies ist eine Behandlung mit Infusionen, etwa 2 x pro Woche. Man muß 4 Stunden für jede Infusion rechnen.
„Chelat" kommt aus dem Französischen bzw. aus dem Lateinischen und bedeutet „umgreifen". Dieser Ausdruck beschreibt, wie Metalle und Schwermetalle im menschlichen Organismus gebunden werden, nämlich indem (zumeist durch Eiweißkörper) dieses Metall wie mit einer Klammer umgriffen wird. Zum Beispiel wird das Eisen im menschlichen Organismus von Bausteinen wie Hämoglobin, Ferritin, Transferrin zu verschiedenen Zwecken so umklammert und seiner Bestimmung zugeführt.
Ursprünglich kommt diese Therapie von der Ausschwemmung von giftigen Schwermetallen.
Man hat aber bemerkt, daß es die Arteriosklerose in ihrem Fortschreiten behindert. Es werden in der Infusionsflüssigkeit EDTA und andere sogenannte Chelat-Bildner gemischt und so der Organismus für 4 Stunden ausgespült.
Es sind in den fortgeschrittenen Fällen 20 bis 30 Infusionen notwendig, um das Fortschreiten zu stoppen, und dann zur Auffrischung jedes Jahr 5 bis 10 weitere Infusionen.
In seltenen Fällen habe ich durchschlagende Erfolge nach 3 4 Infusionen gesehen, so daß wir bald damit aufhören konnten. (Ein Mann war wegen Herzbeschwerden frühpensioniert worden, brauchte täglich mehrere Medikamente. Nach 4 Infusionen brauchte er keine Medikamente mehr und konnte anhaltend seinem Beruf als Tischler wieder ungehindert nachgehen.) Aber das sind wirkliche Ausnahmen, womit man im Normalfall nicht rechnen kann.
Man kann jedoch damit rechnen, daß die ASKL (Arteriosklerose) nicht mehr fortschreitet und daß daher der Körper Gelegenheit bekommt, in Ruhe zu regenerieren und neue Durchblutungsgefäße in die gestörten Regionen zu schicken, die dann auch funktionieren. Das Resultat sind

deutlich weniger Beschwerden (Herz, Angina pectoris, Schaufensterkrankheit, etc.) und sehr verbesserte Chancen, daß ein Herzinfarkt oder Schlaganfall nicht mehr passiert. Auch blau verfärbte Zehen und ähnliche Durchblutungsstörungen an den Extremitäten können dadurch wieder in Ordnung kommen.
Schulmediziner wissen nichts davon, weil diese Therapien nicht in Pharma-Zeitungen propagiert werden.

Die Behandlung ist bei 70 - 80 % der Patienten in irgendeiner Weise erfolgreich.

Es ist zu sagen, daß die Chelat-Therapie und die zuvor geschilderten Maßnahmen eher allgemein im Organismus wirken, und daß bestimmte, genau (im Röntgen) beschriebene verstopfte Arterien nicht wie durch ein Wunder aufgehen werden. Sollte daher eine bestimmte Stelle all die Beschwerden auslösen, so muß man diese operieren oder das Blutgefäß dehnen oder einen sogenannten Stent einsetzen (es wird ein kleines Röhrchen in das verengte Gefäß eingeschoben, damit die Durchblutung an dieser umschriebenen Stelle wiederhergestellt wird). Dies sind schulmedizinische Methoden, sie sind in diesen Fällen sinnvoll, und sie können wiederum als akutmedizinische Maßnahmen eingestuft werden.

Aber die ursächliche Behandlung erfolgt wie beschrieben.

Andere Maßnahmen, wie Misteltee, Knoblauch(kapseln), Fischöl(kapseln), etc. sind gut, wirken sicherlich in die richtige Richtung, sind aber als Zusatztherapie anzusehen.

Arthritis

Dies ist eine Entzündung in einem Gelenk.
Es gibt den Zustand, daß ein Gelenk entzündet ist, oder aber, daß man allgemein erkrankt ist, was sich dann in entzündeten Gelenken an verschiedenen Stellen des Körpers äußert. Im letzteren Fall spricht man von einer rheumatischen Erkrankung, wobei zumeist das eigene Immunsystem körpereigenes Material (an den Gelenken) attackiert.
Die schulmedizinische Therapie ist eine akutmedizinische, um die

Schmerzen erträglich zu machen und die Entzündung zu unterdrücken. Dies ist natürlich legitim, weil die Patienten sehr darunter leiden.
Aber es ist ein großes Versäumnis, nicht sofort im Anschluß daran eine Behandlung zur Ausheilung dieser Erkrankung zu beginnen, denn sonst passiert das, was heute immer passiert: Die Erkrankung wird chronisch, und der Patient muß ein Leben lang Medikamente schlucken. Dies dient nicht ihm sondern der Pharma-Industrie. Auch die Gesunden leiden darunter, weil sie es mitfinanzieren müssen.

Die Medizin sollte hier umdenken und erkennen, daß es eine Erkrankung des Immunsystems ist, und daß ohne rasche Veränderungen der Lebensweise und rasches Instandsetzen des Immunsystems gar nichts läuft. Man muß vom rein pharmazeutischen Vorgehen zu einem medizinischen Vorgehen zurückkehren.
Wenn man der Krankheit gestattet, sich eine Weile breitzumachen, ist es nur mehr sehr schwer, das Steuer noch einmal wirklich herumzureißen.

Akute Entzündung in einem Gelenk:
a) Handelt es sich um eine akute Entzündung in einem Gelenk, so kommt es vor, daß Eiterung und Bakterien mitspielen; in diesem Falle sollte eine konsequente Behandlung mit Antibiotika die Krankheit ausmerzen. Dies ist aber eher selten und eher bei jungen Leuten der Fall. (Akutfall - Schulmedizin)

b) Meist jedoch ist die Entzündung nicht durch Bakterien bedingt. Wenn das Gelenk dennoch akut entzündet ist (starke Schmerzen, Rötung, Schwellung) sind schulmedizinische Maßnahmen angebracht. (Für eingefleischte Medikamenten-Verweigerer: oft hilft im akuten Fall auch eine Fastenkur von 7 - 10 Tagen).

Hat man dann das Ärgste überstanden, muß man am besten mit einem Ganzheitsmediziner durchgehen, wie man wahrscheinlich diesen Übelstand hervorgerufen oder zugelassen hat und wie man daher die Therapie konstruieren muß.
Zumeist liegt die Ursache im Immunsystem und geht auf ein generelles Absinken des zugrundeliegenden Gesundheitszustandes zurück. Es bedarf dann einer Art „Basis-Regeneration“, die aber diesmal sehr genau auf den Fall zugeschnitten werden muß. Entweder man hat Herde (versteckte Entzündungen), oder vorangegangene nicht ausgeheilte Erkrankungen sind schuld, oder Impfungen, oder die Ursache liegt (wie

meist) im Darm bei falschen Bakterien und Pilzen begründet, was man zu lange anstehen hat lassen.
(Ähnlich wie bei der „Polyarthritis")

<u>Gicht:</u>
Akute Entzündung einzelner Gelenke kann auch Gicht zur Ursache haben. Dies ist eine Ablagerung von Harnsäure im Gelenk, häufig und typisch ist das Grundgelenk einer Großzehe betroffen. Ich habe erlebt, daß die Patienten bezüglich Ernährung nicht oder nicht genügend aufgeklärt werden, und daß sie oft nur Medikamente bekommen. Ich werde dies daher hier nachholen:
Sollte also eine Gicht bei Ihnen begonnen haben (was man mit einem einfachen Blutbefund herausfinden kann), so stellen Sie bitte das Fleischessen ein. Führen Sie eine Weile kein tierisches Eiweiß zu, ernähren Sie sich nur pflanzlich. Achten Sie darauf, daß Sie keinen Kaffee trinken und daß sie nur hefefreies Brot essen. Meist kann man dann bald mit der Akut-Therapie (Medikament) aufhören. (Raffinierter Zucker ist sowieso verboten.)

Dies muß man eine Weile konsequent machen. Danach sollte man wissen, daß man dazu neigt, und die Ernährungskorrektur im wesentlichen beibehalten, sozusagen „garniert" mit relativ wenig tierischem Eiweiß. Innereien bleiben verboten. Sprechen Sie mit einem ganzheitlich orientierten Arzt.
Eine Basis-Regeneration sollte gemacht werden.
Kräuter und andere ähnliche Maßnahmen sind untergeordnet und daher nicht wichtig.

<u>„Polyarthritis"</u>
Dies bedeutet: „Entzündung mehrerer Gelenke".
In diesem Falle handelt es sich zumeist um eine „chronische Polyarthritis". Selbst wenn sie akut beginnt (also mit heißen, entzündeten Gelenken und starken Schmerzen), so handelt es sich in der Regel um einen akuten Schub oder akuten Beginn im Rahmen einer anhaltenden Krankheit.
In diesem Falle wird man die Schulmedizin (wie es ja die Faustregel besagt) dazu benötigen, das Leben erträglich zu machen, aber <u>sofort</u> im Anschluß daran beginnen, an der Ausheilung zu arbeiten. Mit jeder Woche und mit jedem Monat des Zuwartens machen Sie es schwerer, die Krankheit auszuheilen.

Auch hier liegen die Sünden schon lange zurück. Fast immer läßt sich die Polyarthritis als Folgeerscheinung von anderen Krankheiten oder Zuständen zurückführen, die man nicht gehandhabt hat. Man hat irgendetwas anstehen und langsam schlechter werden lassen.
Dies mag durchaus auch auf dem geistigen Sektor oder im Bereich der Lebensführung liegen, wo man eine Situation so lange anstehen hat lassen, bis dieser Lebensbereich ein ziemliches Chaos geworden ist.
Aber genauso liegt es auf körperlicher Ebene: speziell bei älteren Leuten hat das Immunsystem schon lange an irgendetwas zu nagen gehabt und es nicht geschafft; das Endprodukt ist verzweifeltes Umsichschlagen: beim Rheuma attackiert das Immunsystem körpereigenes Gewebe, in diesem Fall das der Gelenke.

Therapie:
Die Behandlung ist von Fall zu Fall verschieden.
Je länger die „Polyarthritis" bereits besteht und je mehr die Behandlung darin bestand, das Immunsystem zu unterdrücken, umso schlechter sind die Aussichten. Oft ist es besser, man läßt es schlafen, denn immunfördernde Maßnahmen führen manchmal zum Aufflammen der Symptome, ohne daß man anschließend in der Lage wäre, die Krankheit tatsächlich auszuheilen.
Jedenfalls gibt es kein Patentrezept, sondern nur individuelle Therapie.
Die Behandlung am Beginn der Erkrankung ist erfolgversprechend. Bei Kindern ist es noch einfacher, weil sie schneller heilen, wenn man die Ursachen beseitigt.
Um Ihnen eine Idee zu geben, erstens wie unterschiedlich die Ursachen sein können, und zweitens wie es stimmt, daß Rheuma von der Behandlung der davorliegenden Erkrankung bzw. des zugrundeliegenden Umstandes abhängt, schildere ich Ihnen hier die Ausheilung von zwei jugendlichen „Polyarthritikern":

1. Fall:
Ein 14-jähriges Mädchen erscheint mit allen Zeichen von „chronischer Polyarthritis". Sie war vom Pferd gefallen und der Daumen war nicht recht geheilt. Aber es stellte sich heraus, daß bald auch andere Gelenke zu schmerzen begannen. Da es sich nicht von selber besserte, wurde sie den genaueren Untersuchungen zugeführt. Im Spital eröffnete man ihr schließlich, daß sie „chronische Polyarthritis" hatte, daß das eine langdauernde Krankheit sei, wo die Gelenke mit der Zeit verkrüppeln, und

daß man nichts dagegen tun könne. Das Mädchen war ziemlich darnieder und die Eltern nicht weniger. Sie versuchten sich dann umzuhören, ob es nicht doch Ärzte gäbe, die vielleicht Hilfe wüßten, aber der Hausarzt sprach von Scharlatanen, und davon, daß die „Wissenschaft" am höchsten Stand wäre und daß es sich erwiesenermaßen um eine unheilbare Krankheit handle. Das würde jeder Rheumatologe bestätigen. (Ich erwähne das deswegen, weil ich es eine Frechheit finde, jemandem zu sagen, a) er werde verkrüppeln, b) daß „nichts zu machen sei" anstatt „wir können nichts machen", und c) es verhindern zu wollen, daß man nach Lösungen sucht. - Alles unter dem Deckmantel der „Wissenschaft", die in Wirklichkeit genau das nicht ist.)
Jedenfalls fragte ich eingedenk dessen, daß eine Krankheit immer früher beginnt, als man glaubt: „was war vor Ausbruch der Erkrankung?". Die Familie fand nichts. Beim nächsten Besuch allerdings kam die Mutter schon hereingelaufen und berichtete, daß es ungefähr ein halbes Jahr vor dem Rheuma eine Durchfall-Erkrankung gegeben hatte, eine „Darminfektion", die mit Antibiotika behandelt worden war.
Das war eigentlich der einzige Anhaltspunkt. Das Kind heilte dann mit folgenden einfachen Maßnahmen aus: Tropfen für die richtigen Darmbakterien über lange Zeit, ca 3 Gramm Vitamin C pro Tag, Ernährungskorrektur, 2 x pro Woche Magnetfeld-Behandlung. Nach einer Woche brauchte das Mädchen keine schmerzstillenden Medikamente mehr; nach einem Monat waren alle Schmerzen stabil weg; nach drei Monaten besserten sich die Blutbefunde; nach einem Jahr waren auch die Blutbefunde völlig in Ordnung.
Sie verstehen, wenn ich sage „Medizin-Wissenschaft statt Pharma-Wissenschaft", denn auf das läuft es hinaus. Wenn man als Arzt medizinische Überlegungen und Prinzipien verwendet, also Medizin betreibt, dann kann man auch so etwas lösen; wenn man „Pharma" betreibt, bleibt es unheilbar.

2. Fall:
16-jähriger junger Mann. Schulmedizinische Diagnose: „chronische Polyarthritis", konnte Ellenbögen nur mehr dürftig ausstrecken, ebenso die Knie und fast alle anderen Gelenke. Schmerzen und schmerzstillende „entzündungshemmende" Rheuma-Mittel.
Zunächst gelang einmal gar nichts. Wir versuchten buchstäblich alles. Es war wirklich dem großen Vertrauen, der Geduld und dem Durchhaltevermögen der Familie zu danken, daß sie so lange aushielten,

bis mir etwas Entscheidendes auffiel: die Schmerzen wurden unter dem Magnetfeld ärger, danach war es wieder gleich. Ich ließ alle Metalle und Schwermetalle untersuchen. Es stellte sich heraus, daß der Junge eine Quecksilber-Belastung des Zehntausendfachen der zulässigen Menge hatte.
Ich begann eine Ausleitung des Quecksilbers und zugleich ließ er sich die Amalgamplomben entfernen. Selbstverständlich mußte die Familie alles selber bezahlen, weil das alles ja „unwissenschaftlich" war. Die Schmerzen verschwanden nach der dritten Ausleitung, keine Medikamente waren mehr nötig. Nach einem Jahr war der junge Mann auch vom Blutbild her gesund. Er besuchte mich vor kurzem: er geht jetzt in eine handwerkliche Lehre, woran früher nicht zu denken gewesen wäre und ist gesund.

Sie sehen: sehr unterschiedliche Ursachen sind möglich; sehr unterschiedliche Therapien sind daher notwendig; hinter jeder Krankheit steckt eine Ursache (oder mehrere); wenn man diese rechtzeitig findet und wenn man rechtzeitig behandelt, regeneriert sich der Organismus und heilt sich selbst.

Arthrose

Generell versteht man unter Arthrosen „degenerative" Gelenkserkrankungen. Damit ist das gemeint, was im Volksmund „Abnützung" heißt. „Arthr-" steht für „Gelenks-"; die Endsilbe „itis" bezeichnet immer eine Entzündung (so wie im vorigen Kapitel) und die Endsilbe „-ose" eine sonstige Erkrankung, also jedenfalls nicht entzündlich.
Aber Arthrosen tun auch weh, ja sie können sich auch entzünden, was aber in diesem Fall erst als Folge geschieht und was nicht die Ursache für die Beschwerden ist.
Meistens sind bei den Arthrosen eher die größeren Gelenke betroffen und dann auch eher nur wenige; oder es handelt sich um Arthrosen an den Wirbelgelenken („Spondylarthrosen").
Daß es sich um Abnützungen handeln soll, ist eher ein Gerücht, das die Patienten gern glauben. Die meisten Menschen benützen in der heutigen Zeit ihre Gelenke viel eher zuwenig als zuviel.
Viel eher kommen als Ursache Ablagerungen in Frage. Diese entstehen durch Überernährung und zu wenig Bewegung. Einen Beweis dafür lie-

fert die Lymphdrainage-Massage, die fast immer hilft, indem sie das Gebiet um so ein Gelenk entgiftet und das Lymphsystem wieder instandsetzt, so daß die weitere Entgiftung selbständig geschieht. Auch von Fastenkuren kann man erwarten, daß man innerhalb von ein paar Tagen schmerzfrei wird, was die „Vergiftungs-Theorie“ bei Arthrosen untermauert.

Aber man muß wissen, daß chronische Krankheiten immer sehr unterschiedliche Ursachen haben können, so auch hier.
Am zweit-häufigsten kommen Fehlstellungen und Haltungsschäden als Ursachen für Arthrosen in Frage: manche Leute haben von Geburt an eine sogenannte „Hüftgelenks-Luxation“, was im Baby-Alter behandelt werden muß. Wenn man das übersieht, wird das Gelenk oft schon in relativ jungen Jahren Schwierigkeiten bereiten. Wenn man dann zum Beispiel eine Schonhaltung einnimmt, wobei man als Patient versucht, diese Seite zu entlasten, belastet man wiederum andere Gelenke auf unnatürliche Weise, worunter diese dann wiederum leiden und tatsächlich vorzeitig Abnützungserscheinungen zeigen. Der Orthopäde sollte in diesen Fällen aufgesucht werden, er ist der richtige Mann.
Manche Menschen haben unterschiedlich lange Beine oder O-Beine, X-Beine, was alles zu frühzeitigem „Altern“ der Gelenke führen kann, also zu Arthrosen.
Was der Orthopäde (durch Stellungs-Korrektur etc.) nicht richten kann, das muß wohl mittels Massagen und physikalischen Therapien so halbwegs beschwerdefrei gehalten werden (weil man beim Menschen verbrauchten Teile nicht wie bei einem Auto auswechseln kann!).
In diesem Zusammenhang muß ich erwähnen, daß es mir leid tut, daß man die Frischzellen-Therapie verboten hat, weil man mit dieser Behandlungsmethode gute Erfolge erzielen konnte. Es gibt jetzt nur mehr Präparate, die nicht mehr wirklich „Frischzellen-Therapie“ sind, aber dennoch bisweilen brauchbar sind.
Ansonsten sind physikalische Therapien für solche Beschwerden immer brauchbar; oft ist es besser, man bezahlt sich die Behandlungen selber, weil sich dann der Therapeut viel besser um die Krankheit kümmert, weil er die Zeit dazu hat.
Therapie:
Die Therapie sollte natürlich immer ursächlich sein. Man muß also schauen, ob Ablagerungen oder Fehlstellungen oder sonstige Ursachen dahinterstecken.

Ich rate immer, vom Kortison Abstand zu nehmen, weil es zwar rasche Beschwerdefreiheit erzeugt, auf die Dauer jedoch das Gelenk schwächt und zerstört. Auch „Antirheumatika" sind (wie fast alle derzeitigen Medikamente) keine ursächliche Therapie, täuschen nur darüber hinweg, daß etwas nicht stimmt und lassen den wahren Grund unbeachtet. So wird alles schlimmer. Die meisten Menschen verursachen ihre Arthrosen durch schlechte Ernährung und durch Übergewicht (Knie!).
Bei älteren Menschen wird man dann ohne Schmerzlinderung nicht auskommen; bitte verwenden Sie solange es geht äußerliche Anwendungen (Salben, Packungen, etc.) Auch natürliche Maßnahmen können helfen, wie Kohlblätter oder einfach Wärme oder Kälte oder Bestrahlungen oder Magnetfeld.
Bereits geschädigte Gelenke werden nicht mehr wirklich gesund, so daß man immer wieder mit Behandlungen rechnen muß.
Selten hilft eine Operation; man muß mit dem Orthopäden genau besprechen, wie er die Situation einschätzt.

Asthma (asthma bronchiale)

Bei dieser Erkrankung verkrampfen sich die „Bronchien". Dies sind die Röhren, durch welche die Luft in die Lunge und heraus befördert wird. Genaugenommen wird beim Asthma eher das Ausatmen erschwert.
„Asthma" bedeutet „Enge" und weist auf die charakteristische Atemnot hin.
Die Ursache für diese Erkrankung liegt meist bei diesen Möglichkeiten, entweder kombiniert oder einzeln:
a) allergisch
b) psychosomatisch
c) durch Gifte

a) Allergie (siehe auch dort):
Wie bereits im Kapitel „Allergie" allgemein gesagt wurde, gibt es einen ererbten und einen selbstverschuldeten Faktor bei den Allergien.
Wenn der ererbte Faktor überwiegt, wird man weniger helfen können als wenn man im Lauf des Lebens etwas falsch gemacht hat, - so daß man es ja nun korrigieren kann!

Wenn Mutter, Vater, Geschwister ebenfalls allergische Erkrankungen hatten, liegt sehr wahrscheinlich eine Erb-Belastung vor.
Aber man muß etwas falsch machen, um eine Erbbelastung aktiv werden lassen.
Häufig geschieht der Fehler bereits im Baby-Alter, wo man den Kindern Zucker und Kuhmilch gibt. Beides fördert die Allergien. Auch Weizen (der in der Baby-Nahrung verarbeitet wird) spielt oft einer Rolle.
Es muß zwar nicht so sein, aber oft haben Babies bereits eine Reaktion auf die künstliche Nahrung (das natürliche Stillen ist da nicht zu erstzen). Sei es, daß das Kind darauf Ekzeme oder „Milchschorf" oder Durchfall bekommt. Wenn man jetzt die Zeichen nicht erkennt und diese Dinge weiter füttert, züchtet man die Krankheit heran.
Die zweite Möglichkeit, wie man bei Kindern das Asthma züchten kann, ist durch den Kreislauf Entzündung-Antibiotika-Entzündung-Antibiotika-...:
Dieser läuft folgendermaßen: Die Kinder bekommen Industrie-Zucker in ihrer Nahrung anstatt natürlicher Ernährung. Dies bereitet den Boden für falsche Bakterien und für Pilze, und es unterminiert das Immunsystem. Angina, Bronchitis und Mittelohrentzündungen sind die Folge. Antibiotika werden gegeben: weitere Bakterien-Schädigung..., weitere Antibiotika. Dies wiederholt sich öfter und meist sogar in rascher werdender Abfolge.
Speziell im Falle der Bronchitis züchtet man auf diese Weise das Asthma heran.
Die erste Diagnose lautet: „Bronchitis".
Die zweite Diagnose lautet: „chronische obstuktive Bronchitis" (was so viel lautet wie „nicht aufhören wollende Entzündung der Bronchien, wobei sich die Bronchien verengen und die Luftpassage behindert wird").
Die dritte Diagnose lautet „Asthmatische Bronchitis": das Asthma (Atemnot) überwiegt bereits.
Die letzte Diagnose lautet dann „Asthma".
In der Schulmedizin wird dieser Verlauf nicht einmal besonders bemerkt, - geschweige denn erkannt, daß man ihn von seiten der Behandlung mitverursacht. Es steht nicht im Beipacktext, es wird von der Pharma-Industrie nicht erwähnt, also „ist es nicht wahr". Außerdem kümmern diese Dinge einen Schulmediziner deswegen kaum, weil er normalerweise nur der akuten Phase einer Krankheit Aufmerksamkeit schenkt.

Zum Glück ist der Schaden jedoch häufig nicht wirklich tiefsitzend. Wenn man mit dieser Methodik ein genetisch vorhandenes Asthma heraufgezüchtet hat, so ist es schlimm, weil man nur relativ wenig wieder gutmachen kann.
Ist das nicht der Fall (also: keine ererbten Allergien), so gibt es ein Prinzip in der Naturmedizin, das hier Anwendung findet: wenn man die zugrundeliegende Krankheit behandelt, verschwindet die Folge-Erkrankung. In diesem Fall: Wenn man die (ursprüngliche) Bronchitis behandelt, verschwindet das (jetzige) Asthma. Wenn man also
a) den Zucker aus der Nahrung streicht
b) die Bakterien wieder in Richtung Gesundheit zurückzüchtet und
c) dem Kind Vitamine gibt, wird die asthmatische Bronchitis ausheilen.
Dies wäre die richtige Behandlung zum Zeitpunkt gewesen, als die ersten Infekte auftraten. Die richtige Behandlung des ursprünglichen Zustandes wird also auch der Folge-Erkrankung den Boden entziehen.
Je älter und „alteingesessener“ der Zustand ist, umso träger und schwerer wird Heilung eintreten. Deswegen ist es auch schwer, bei Erwachsenen das Asthma wegzubekommen, wenn es auch - wie beschrieben - in der Jugend auf diesem Boden gezüchtet worden ist.

Weiters gibt es auch die reine Allergie auf Blütenpollen und derartige Dinge in der Luft (wie bereits im Kapitel der Allergien beschrieben), welche sich in Form von Asthma bronchiale äußern können. Weil alle diese Erkrankungen nicht wirklich Erkrankungen der Bronchien sind, sondern Erkrankungen des Immunsystems, gilt das, was bei „Allergien“ allgemein gesagt wurde. Die naturmedizinische Therapie ist daher für Heuschnupfen, Asthma und Ekzeme oder Neurodermitis die gleiche. Sie richtet sich nicht nach dem Symptom, sondern nach dem, was der Krankheit und ihrer Entstehung zugrundeliegt.

b) Die psychosomatische Seite der asthmatischen Erkrankung wird häufig überschätzt. Es ist völlig richtig, daß es dies gibt, aber zumeist dient es dem Arzt als Ausrede, weil er es nicht heilen kann. Die überwiegende Anzahl der asthmatischen Erkrankungen sind körperlich bedingt.
Aber jede Krankheit bessert sich oder verschlechtert sich, - je nachdem wie es einem geht.
Es kann soweit führen, daß seelische Auslöser zu einem Asthma-Anfall führen, - genauso wie sie zu einem Herzinfarkt oder anderen Dingen führen können. Aber fast immer ist eine tatsächliche körperliche

Erkrankung vorhanden. Diese Kombination ist viel häufiger als Asthma als reine psychosomatische Erkrankung.

Auch hundertprozentig psychosomatisches Asthma gibt es.
Nach meiner Erfahrung hat es keinen Sinn, eine psychiatrische Behandlung zu machen: man wird zumeist nur drogenartige Medikamente zu seiner Krankheit dazubekommen.
Derzeitige psychologische Behandlung hat leider sehr selten Erfolg. Wenn man die Gegend um die wahre Ursache berührt, wird das Leiden nur stärker, - und das „ungefähre Berühren“ der seelischen Ursache ist das Allerhöchste, was man sich von derzeitiger psychologischer Behandlung erwarten kann. (Ich wünschte, ich könnte Ihnen Positiveres berichten, - hoffentlich ist mir niemand böse.)
Viel besser ist es, die „seelische Ursache“ in Ruhe zu lassen, zu extrovertieren, im Leben erfolgreich zu sein und Spaß zu haben. Dann gibt es keinen Grund, krank zu sein.
Auf diese Weise sind viel mehr psychosomatische Krankheiten verschwunden als es Psychologen gibt.

c) Sowohl Umweltgifte als auch „Vergiftungen“ von innen können zu Asthma Bronchiale führen!

Umweltgifte, reizende Teilchen in der Luft lösen einfach durch den Reiz (ohne eine Allergie zu sein) Verkrampfungen der Bronchien aus.
Die Handhabe ist es, die Reizung zu meiden.
Auch trockene Luft oder die Klimaanlage kann zu solchen Zuständen führen, wenn auch häufiger zu Reizungen in der Luftröhre (weiter oben als die Bronchien). Dabei trocknen die Schleimhäute einfach zu sehr aus.
Vielleicht hilft ein Luftbefeuchter, wenn die Klimaanlage dann nicht heftig versuchen wird, die Feuchtigkeit aus der Luft zu entfernen...

Vergiftungen von innen:
Der menschliche Körper ist ein „Fließgleichgewicht“: Es rinnt immer wieder etwas hinein (essen, trinken) und es rinnt dauernd etwas hinaus (..., ...); dazwischen bemühen sich die Stoffwechselvorgänge, alle Bestandteile zu behalten, die gebraucht werden, und all das loszuwerden, das nicht gebraucht wird.
Das kann gestört werden. Heute essen die Menschen zuviel, auf der anderen Seite kann all das nicht schnell genug abgearbeitet und ausge-

schieden werden. Auf diese Weise kommt es zu dem, was man in der Natur-Medizin unter „Vergiftung“ versteht. Sie führt zu allen möglichen Krankheiten, unter anderem zum Asthma.
Was ist die Therapie? - richtig: Entgiftung.
Da es sich um eine langsam entstehende, chronische Sache handelt, kümmert sich die Schulmedizin nicht darum.
Jedoch helfen Fastenkuren, jede Art von Regulationstherapie und solche Dinge. Es ist ein Spielfeld für einen naturheilkundlich orientierten Arzt. Einmal habe ich einen Künstler damit verblüfft, daß er Einläufe machen sollte, als er Bronchitis hatte. Er meinte nach einigem Zögern, ich hätte ihn mit jemandem verwechselt, der Verstopfung hat. Noch mehr staunte er dann, als seine asthmatische Bronchitis innerhalb von 3 Tagen weg war! (Sie war natürlich noch nicht ausgeheilt, aber sie war erst einmal „unter die Oberfläche gerutscht“.)
Jede Entgiftungsmaßnahme wird helfen, am besten sind diejenigen, die an jenem Ort angreifen, wo am ehesten die Ursache liegt; und nachdem die Ursache für Gift-Schlacken-Ansammlung meist im Darm zu suchen ist, wird eine Entgiftung des Darmes, (Einläufe) zumeist rasche Hilfe bringen.
Jedenfalls wird eine Verdünnung der Körpersäfte nötig sein, und mit ein bißchen Regeneration der Selbstheilungskräfte renkt sich das entstandene Ungleichgewicht bald ein (z.B. „Basis-Regeneration“).
Bei alten Leuten und bei 30-jährig bestehendem Asthma wird wirkliche Reparatur nicht mehr möglich sein, - und es wäre für viele dieser Patienten auch zu mühevoll. Also ist es dann wohl auch das Beste, wenn man in solch einem Fall die paar schulmedizinischen Mittel nimmt und alles beim alten beläßt.

Sollten Sie sich noch nicht zu alt fühlen, - und sollte es diese Art von Asthma sein, dann kann man sich jedoch mit hoher Wahrscheinlichkeit einen Erfolg erwarten.
Schulmedizin:
Das Asthma hat natürlich zwei Zustände:
a) das akute Asthma (Atemnot)
b) das chronische Asthma
Der akute Zustand muß schulmedizinisch behandelt werden.
Der chronische Zustand kann nur behoben werden, wenn man die Hintergründe erkennt. Um diesen Versuch zu machen, gehen Sie bitte zum Natur- oder Ganzheits-Mediziner.

Akutmedizinisch gibt es Therapien (Inhalationspräparate oder Tabletten oder Injektionen), die gemacht werden müssen, um eine akute Atemnot zu durchbrechen. Man wird nicht zögern, bei unbeherrschbarer Atemnot, also bei einem akuten asthmatischen Anfall schnell ins Spital zu gehen! Selbst hohe Gaben von Kortison werden oft notwendig sein, und sie sind dann auch die richtige Lösung für den Augenblick.
Wenn dann die akute Situation (Erstickungsgefahr) vorbei ist, muß die Krankheit dann auf medizinische Weise angegangen werden, sonst bleibt sie chronisch.

Ausfluß

Es gibt natürlich vielerlei Ursachen dafür, zumeist sind es jedoch Bakterien und Pilze.
Man darf nicht übersehen, daß der Ausfluß keine eigenständige Krankheit ist, sondern daß es sich dabei um ein Symptom handelt.
Die Ursache liegt meist bei den Bakterien. Und da ist das Problem wiederum nicht auf die Scheide begrenzt, sondern betrifft den gesamten Bakterien-Haushalt des Organismus! Es hilft aus diesem Grund auch zumeist nie anhaltend, wenn man Antibiotika gibt oder lokale Behandlungen durchführt. Das Reservoir befindet sich im Darm, und das Immunsystem liegt meist auch ein wenig darnieder, so daß die Bakterien des Darmes behandelt werden müssen und eine „Basis-Regeneration“ gemacht werden muß.
Therapie akut: Antibiotika, meist genügt es lokal. Therapie chronisch: Milchsäure-Zäpfchen, Ozon-Wasser-Spülungen lokal; Bakterienzüchtung und Basisregeneration (wegen des Immunsystems) allgemein.

Atemnot

Atemnot ist sicherlich ein Symptom einer dahinterliegenden Krankheit. Meistens ist sie auch bereits dem Patienten bekannt. Zumeist handelt es sich um eine Herzerkrankung oder um Asthma.
Sollte dies nicht der Fall sein, kommt in Betracht, daß die Beschwerden von der Wirbelsäule herrühren.

Eine andere Möglichkeit ist es, daß die „innere" Atmung nicht funktioniert; das bedeutet, daß der Sauerstoff zwar in den Körper gelangt, dort aber unzureichend transportiert wird, so daß er nie in genügendem Ausmaß dorthin gelangt, wo er schließlich hin sollte. Die Patienten spüren das als Atemnot, oft in der Weise, daß sie versuchen durchzuatmen und dabei nie zu dem befreienden Gefühl gelangen, genug Luft zu bekommen.
Dies kann auch durch ständigen Stress geschehen.
Eine weitere Möglichkeit ist ein bergabgegangener Gesundheitszustand, wo einfach einiges nicht mehr richtig funktioniert; dort hilft eine einfache „Basis-Regeneration". (Diese hilft meist auch in den anderen Fällen, weil sie die allgemeine Verfassung des Körpers verbessert.)
Als letzte Möglichkeit erwähne ich die „Anschoppung". Dies wird in anderen Kapiteln beschrieben (Asthma, Polyarthritis, hoher Blutdruck). Man muß sich nämlich vorstellen, daß das Blut eher dünnflüssig sein muß, um gut fließen zu können. Wenn es langsam fließt, staut es sich und verliert den Sauerstoffgehalt und seine Spannkraft. Zu dickes Blut fließt schlecht, speziell durch enge Kanäle, worauf es jedoch schließlich ankommt.
Oft ist es gar nicht die richtige Maßnahme, möglichst viele rote Blutkörperchen zu haben (diese transportieren den Sauerstoff), sondern etwas weniger.
Heute ist nicht die Unterernährung das Problem, sondern eher die Überernährung, so daß auch im Blut häufig ein „Zuviel" vorhanden ist. Daher hilft ein Aderlaß oder mehrere kleinere Aderlässe hintereinander, um die Stauung aufzulösen. Ein gutes Anzeichen ist der „Hämatokrit". Dies ist ein Wert, der bei jeder normalen Blutuntersuchung dabei ist. Sehen Sie einmal nach (Abkürzung: „Hkt"). Dieser Wert sollte nicht über 45 gehen. Er geht über 45, wenn man sich überernährt, wenn man zu wenig trinkt oder aufgrund von Medikamenten.

Auto-Aggressions-Krankheiten

Dies sind Erkrankungen, wo das Immunsystem körpereigenes Material attackiert (auto = selbst, Aggression = Angriff). Vom Prinzip her sind diese Erkrankungen der Allergie ähnlich. Bei der Allergie hat das

Immunsystem die Verirrung begonnen, irgendwelche äußeren „Feinde" zu attackieren. Bei den Autoaggressions-Krankheiten attackiert es stattdessen innere (nicht vorhandene) Feinde. Der Mechanismus ist derselbe.

Wahrscheinlich sind genetische Erbanlagen vorhanden, die diese Krankheiten begünstigen, aber das heißt noch lange nicht, daß sie auch ausbrechen müssen. Wie in diesem Buch auch andernorts erwähnt, muß man als Patient schon einiges dazutun, damit die Krankheit auch tatsächlich ausbricht.

Das ist genau jener Part, den wir ganzheitsmedizinisch angehen können. Bei bereits ausgebrochener Krankheit können wir daher auf diese Weise der Krankheit die Schärfe nehmen, oder sie in günstigem Falle sozusagen unter die Oberfläche bekommen. Damit ist gemeint, daß die Krankheit zwar da ist, aber der Patient keine Beschwerden hat und keine weitere Behandlung braucht.

Zu diesen Erkrankungen gehören: „Morbus Bechterew", „Lupus Erythematodes", „Sklerodermie", „Primär Chronische Polyarthritis", „Multiple Sklerose", und ähnliche Krankheiten.

Man kann von ganzheitlicher Seite die Gesundheit verbessern; das heißt: man würde alle möglichen Fehler des Patienten ausmerzen, die er in der Lebensführung begeht, man würde vergangene Fehler und deren Folgen beheben, und man würde die generelle Gesundheit sozusagen in „Top-Zustand" bringen.

In der Regel sinkt die Krankheit damit auf ein schwächeres Niveau herab.

Die Schulmedizin steuert meistens eine „immunsupressive" Therapie bei: das bedeutet, daß man das Immunsystem als ganzes ausschaltet und an der Arbeit behindert, damit jener verirrte Teil des Immunsystems seine (falsche) Arbeit auch nicht ausführen kann.

Natürlich ist das keine Heilung und kein Heilungsversuch. Wenn ein Patient einen Ganzheitsmediziner in einer Phase aufsucht, wo er bereits seit Jahren das Immunsystem unterdrückt hat, dann wird man keine sensationellen Resultate mehr erreichen können. Aber die Krankheit abzuschwächen, das sollte schon gelingen.

Es gibt sicher auch Methoden, mit welchen man echte Heilungen erreichen kann. Ich möchte mich in diesem Rahmen immer nur zurückhaltend äußern (wenn es um Heilungsaussichten geht), weil unsere Gegner gleich mit Anwälten dahergelaufen kommen.

Ich möchte Ihnen nur soweit auf die Sprünge helfen, als Sie nach Therapiemethoden suchen müssen, die das Immunsystem ordnen. Oft sind es zugleich Krebs-Therapien, z.B. aus patienteneigenem Blut gefertigte Präparate, oder ähnliches (I. A. T.).
Es kommen auch noch andere modifizierte Eigenblut-Behandlungen, gekonnte Kräuter-Therapie, Eigenharn-Behandlungen (am ehesten in Injektionsform) in Frage. Homöopathie und Akupunktur helfen.
Ernährung ohne jegliches tierische Eiweiß („Körndlkost" nach Bruker) hat schon sehr, sehr gute Resultate erbracht.
Wenn man Heilung anstrebt, muß man es in diesen Richtungen versuchen.

Blähungen

Im Grunde gibt es zwei Ursachen: a) der Verdauungsapparat arbeitet nicht richtig, oder b) man hat schlechte Darmbakterien.
a) Wenn man z.B. nervlich angespannt ist, dann ist das Verdauungssystem nicht für Verdauung eingestellt. Die Säfte und Enzyme werden nicht entsprechend abgegeben, und daher wird die Speise nicht gut genug verdaut. Es gibt auch andere Gründe, aber von der Therapie her ist das nicht besonders interessant.
Alles was nicht ordnungsgemäß verdaut wird, liegt etwas zu lange unverdaut im Darm herum, so daß „Gärung" oder „Fäulnis" entsteht. Sind die Blähungen stark übelriechend, handelt es sich um Fäulnis (Fleisch), sind sie kaum übelriechend, so handelt es sich um Gärung (Obst, Gemüse, Kohlenhydrate).
Hat man also ein empfindliches oder geschwächtes Verdauungssystem, so gibt es zwei Ratschläge: Erstens: „Hay'sche Trennkost". Dort trennt man die Nahrungsmittel auf, so daß der Verdauungsapparat deutlich weniger Mühe hat, so daß er alles verdauen kann. (Bitte lesen Sie darüber in den Büchern nach). Zweitens: Man darf die Rohkost immer nur vor erhitzten Nahrungsmitteln essen. Zum Beispiel Obst oder Salat vorher. Ißt man es nachher, liegt es obenauf, muß „warten", bis es drankommt und beginnt mittlerweile zu gären.
b) Ißt man Zucker und Süßigkeiten, oder hat man Antibiotika bekommen (ohne daß danach die Darmflora wieder aufgebaut wurde), so leidet man

mit hoher Wahrscheinlichkeit unter „falschen Darmbakterien“. Diese müssen in Ordnung gebracht werden.

Blasen-Entzündung

Akut : Antibiotika; chronisch: Immunsystem stärken!
Frauen leiden viel öfter an Harnblasen-Entzündung, weil der Infektionsweg durch die Harnröhre viel kürzer ist.
Die Ursache sind also eingewanderte Bakterien, aber sehr häufig ist auch ein psychischer Faktor dabei (ähnlich wie bei den Männern die Prostata-Entzündung).
Ein „akuter Harnwegsinfekt“ (wie es auf medizinisch heißt) beginnt sehr häufig mit Schüttelfrost und anschließendem Fieber. Hat man anfangs keine Schmerzen und wundert sich über das Fieber, kann man gleich an einen Harnwegsinfekt denken. Freilich kann es mit viel Trinken und „Durchspülen“ genauso schnell vorbeigehen, aber als Faustregel gilt: akute Erkrankung: Schulmedizin, in diesem Falle Antibiotika. Wenn man sich unnötig lange damit herumspielt, könnte es nämlich chronisch werden.
Beim chronischen Harnwegsinfekt beißt man sich oft die Zähne aus, besonders dann, wenn sich die Bakterien schon richtig eingenistet haben. Behandelt man jedoch „überfallsartig“ mit einer Basis-Regeneration und zugleich mit einer Reparatur der Bakterien-Flora, so hat man gute Chancen. Die meisten Patienten leiden ja unter „immer wiederkehrender Blasenentzündung“ und da ist die Heilungsrate mit diesem Vorgehen schon sehr gut!
Sie sehen, daß die Behandlungen aller chronischer oder immer wiederkehrender Entzündung einander sehr ähnlich sind. Das liegt daran, daß es im Prinzip die gleiche Krankheit ist, nur der Ort ist verschieden. Immer ist es das Immunsystem, das behandelt werden muß, denn niemand anderer kann Gesundheit letztlich wiederherstellen.

Blutdruck, hoher

Hoher Blutdruck kann ganz unterschiedliche Ursachen haben. Zumeist bekommen die Patienten blutdrucksenkende Mittel; es wird dabei gar

nicht der Versuch unternommen, den Blutdruck in Ordnung zu bringen und die Gesundheit wiederherzustellen. Es scheint niemanden zu interessieren, daß die Menschen gesünder sein sollten, und die Patienten haben keine Möglichkeit auf Einspruch.
Aber es ist immer möglich, Ursachen zu finden, und es ist in der überwiegenden Mehrzahl der Fälle möglich, bei beginnendem (nicht zu lange bestehendem) erhöhtem Blutdruck zu helfen.
Mögliche Ursachen:
a) nervlich
b) Arteriosklerose („Verkalkung")
c) zu viel Salz, zu viel Kaffee, etc.
d) als Begleiterscheinung anderer Krankheiten. (Allergie, Unverträglichkeiten, Hormone)
e) Anschoppung

a) Der „nervlich" erhöhte Blutdruck zeichnet sich dadurch aus, daß der untere Wert deutlicher erhöht ist als der obere Wert. Wenn der normale Wert sagen wir bei 130/75 liegt, so ist ein „nervlicher Blutdruck" bei 140/100. Man muß sich vorstellen, daß durch die dauernde nervliche Anspannung das gesamte Gefäßsystem (das gesamte Röhrensystem) durch das allgemein angespannte Nervensystem ebenfalls unter Spannung gestellt wird. Dieser untere Wert spiegelt den Druck wider, welcher im Röhrensystem herrscht auch wenn das Herz gerade nicht pumpt. Er spiegelt also die „Spannung" des Systems wider, und die ist erhöht.

Da die Abhilfe auf geistiger Ebene derzeit nicht möglich ist (außer wenn man sich durch Psychopharmaka betäuben will), bleiben nur drei andere Möglichkeiten: 1) täglich Sport, 2) keine Therapie, 3) (wenn es wirklich zu hoch ist) „Beta-Blocker" zu nehmen.
Warum „Sport"?: Man sollte verstehen, daß der menschliche Organismus in seiner natürlichen Umgebung dazu in der Lage ist, anfallenden Stress zu verarbeiten. Wenn man sich nämlich in der Wildnis befindet und man begegnet einer Gefahr, so ergibt das Stress: alles spannt sich an und bereitet sich auf einen körperlichen Kampf oder ausgiebiges Davonrennen vor. Im heutigen Stress bleibt man sitzen!!! All die ausgeschütteten Hormone (fürs Kämpfen und Davonlaufen) bleiben unverbraucht und wirken weiter auf den Organismus ein. Wenn dann noch hinzukommt, daß die Stress-Situation andauert oder immer wie-

derkommt oder gar zu einer ständigen inneren Anspannung führt, dann wird es verständlich, wenn der Blutdruck ebenfalls auf Dauer hochgepuscht wird.
Die körperliche Bewegung „verbraucht" diese Hormone und hilft auch tatsächlich, wenn sie täglich gemacht wird (z.B.: 1/2 Stunde täglich langsam laufen).
Das Bereinigen der Situation im Leben, die jemanden in Stress versetzt, sollte ohnehin gemacht werden, und zwar nicht nur, um den Blutdruck zu senken.
Oft werden schon Medikamente gegeben, wenn es eigentlich (noch) gar nicht notwendig ist. Vor allem haben die Menschen beim Arzt ohnehin einen höheren Blutdruck als im sonstigen Leben, so daß die Sache oft gar nicht so behandlungsbedürftig ist, wie sie für den Arzt aussieht.
Steigt der Blutdruck in unkontrollierbare Höhen, muß er gesenkt werden, um Gefahr zu verhindern.

b) Arteriosklerose (Adern-Verkalkung):
Bitte lesen sie dort nach, was ich geschrieben habe. Wenn der Karren nicht schon total verfahren ist, gelingt es oft sogar in fortgeschrittenen Fällen, den Blutdruck in fast normale Bahnen zurückzubringen. Aber natürlich ist es besser, bei den ersten Anzeichen mit einer Therapie zu beginnen! Je nach Stadium wird der Blutdruck leichter oder schwerer - oder gar nicht mehr in Ordnung zu bringen sein.
Wenn man eine fleischlose „Körndl-Kost" (und zwar zu 85% Rohkost) einführt, kann man nach einigen Monaten mit hervorragenden Erfolgen rechnen.

c) Zu viel Salz, Kaffee, etc.:
Zur Abwechslung ein Beispiel: Meine Mutter hatte immer einen guten Blutdruckwert von ca. 135/75. Mit 82 Jahren klagte sie im Frühjahr über Schwindelanfälle und darüber, daß ihr zeitweise gar nicht gut war. Eines Tages überprüfte ich den Blutdruck: er war bei 200/105!! Ich hatte schon bemerkt, daß meine Mutter neuerdings ihre Speisen immer nachsalzte. Auch hatte sie wieder ein wenig den Süßigkeiten zugesprochen und täglich ein bis zweimal Kaffee getrunken. Ich vereinbarte mit ihr also, daß sie eine Woche keinen Kaffe trinken solle, sowie daß sie Zucker und Salz weglassen sollte.
Nach einer Woche war der Blutdruck bei 170/90, nach zwei Wochen bei 155/80, und ab der dritten Woche war alles normal. Ich hatte ihr auch

einige „kleine Eigenblut-Injektionen mit Ozon" gegeben, was natürlich mitgeholfen hatte und dazu geführt hatte, daß sie sich jetzt zusätzlich rundherum wesentlich besser fühlte.

Daraus lernen wir:
1) Auch ein Blutdruck von 200/100 kann durch rechtzeitige Ursachenbehandlung rasch normalisiert werden.
2) Man braucht nicht immer gleich zu Chemikalien greifen (hätten wir das getan, so würde meine Mutter jetzt dauernd etwas schlucken müssen und sie wäre chronisch krank).
3) Auch im Alter von 82 kann man ausheilende Medizin betreiben.
4) Wenn man es rechtzeitig macht, geht es rasch.
5) Kaffee gibt einen „Push". Wenn man dauernd Kaffee trinkt, gibt es einen dauernden Push. Auch Salz erhöht den Blutdruck.

d) Erhöhter Blutdruck kann als Begleiterscheinung von anderen Krankheiten auftreten:
Sehr häufig ist es so, daß der Blutdruck deswegen hoch ist, weil bei einem niedrigeren Druck die Organe gar nicht richtig versorgt werden! Wenn man zum Beispiel an einer mittelgradigen Arterien-Verkalkung leidet, so wird das Blut durch die jetzt enger gewordenen Kanäle viel schwerer dorthingelangen; aus diesem Grunde ist ein erhöhter Blutdruck sogar notwendig, um die Durchblutung zu gewährleisten. (Nur wenn durch zu hohen Blutdruck Gefahr im Verzug ist, sollte man ihn ein wenig senken. Tut man es zu viel, wird der Patient Beschwerden bekommen, zum Beispiel Müdigkeit)
Im Falle der Nieren gibt es ein bekanntes System: wenn die Niere schlecht durchblutet ist, wird ein Hormon abgegeben, das den Blutdruck stark erhöht. Ist dies der Fall, und wenn man es nicht anders in Ordnung bringen kann, wird man den Druck mit Medikamenten senken müssen.
Auch seltene Tumore können den Blutdruck steigern oder andere Dinge wie z.B. eine Erkrankung im Hormon-System.
Dort muß bei der Ursache angesetzt werden, und wenn das nicht wirklich möglich ist, wird man wohl oder übel „schulmedizinische" Medikamente brauchen, damit der Druck nicht zu hoch geht. Ansonsten droht ein Schlaganfall.

e) Anschoppung:
Ähnlich wie auch schon in den Kapiteln „Arthritis“-“Polyarthritis“ und „Asthma“ beschrieben, gibt es in der Naturheilkunde Erkrankungen, die dadurch ausgelöst werden, daß zwar zu viel in den Organismus zugeführt wird, aber zu wenig davon aufgearbeitet und abtransportiert werden kann. Dieser Belastung entgegnet das Regulations-System, indem es „ablagert“. Diese Ablagerungen können überall sein, vornehmlich natürlich in nicht lebenswichtigen Zentren des Organismus. Da es sich bei dem Mechanismus der „Ablagerung“ um eine Art Entgiftungsmaßnahme handelt (die störenden Schlacken werden in Gegenden abgeschoben, wo sie zunächst weniger stören), erleichtert es zuerst das gesamte System. Aber wenn die übermäßige Zufuhr - oder die mangelnde Ausscheidungsfähigkeit des Organismus - weiter fortbesteht, kommt es dennoch zur Anschoppung: zu viele Schlacken.
Diverse Krankheiten können entstehen; hier besprechen wir den erhöhten Blutdruck. Die Verhältnisse sind ähnlich den im Kapitel Arteriosklerose beschriebenen, aber doch etwas allgemeiner. Es ist eben nicht der Eiweiß-Übergenuß, der dann zur echten Verkalkung führt, sondern es ist ein allgemeiner Stau.
In diesem Falle ist der erhöhte Blutdruck nicht so „fixiert“, also leichter zu behandeln:
Meistens hilft eine einfache Fastenkur, oder eine gute Ernährungsumstellung ist in der Lage, rasche Abhilfe zu schaffen. Bei der echten Arteriosklerose wäre das bei weitem nicht so einfach.
Ein guter Ganzheitsmediziner wird die Unterscheidung rasch treffen können.
Auch hier gilt: je früher man der Ablagerung entgegenwirkt, um so leichter läßt sich das Kreislaufsystem entlasten.

Blutdruck, niedriger

„Niedriger Blutdruck“ ist eigentlich keine Diagnose, sondern nur ein weiteres Symptom von irgendeinem Zustand der „Halbgesundheit“.
Die meisten Menschen (auch Ärzte) glauben, daß die Ursache für ihre Müdigkeit, Abgeschlagenheit, Wetterfühligkeit, Schlafschwierigkeiten, Schwindel, etc., etc. der niedrige Blutdruck sei. Aber dies verhält sich anders: dem Organismus fehlt es im Ganzen an „Dampf“, an Energie, an Leistungsfähigkeit, so daß der Blutdruck - so wie all die anderen Dinge - ebenfalls lahm ist. Der niedrige Blutdruck ist also auch nur ein Symptom.
Außerdem ist es keine Handhabe, ein blutdrucksteigerndes Mittel zu geben, denn entweder es hilft nichts oder es hilft nur so lange wie man es einnimmt.
Wir machen das ein wenig anders, nämlich indem wir die Leute gesünder machen:
Zuerst muß gefunden werden, ob der Patient etwas Gröberes falsch macht (Zucker essen, gar keine Bewegung machen, oä.), oder ob andere Zustände (andere Krankheiten, Medikamenten-Einnahme, vergangene Krankheiten falsch behandelt....) zu den Symptomen führen oder zu ihnen beitragen. Dies muß korrigiert werden.
Als zweites machen wir einfach eine „Basis-Regeneration“. Denn das ist es genau, wo der Fehler liegt: man hat die Gesundheit zur Halbgesundheit oder zur Halbkrankheit abgleiten lassen.
Es muß noch bemerkt werden, daß auch Menschen mit erhöhtem Blutdruck unter „niedrigem Blutdruck“ leiden können, insbesondere wenn sie blutdrucksenkende Medikamente nehmen: Obwohl der Organismus bereits den Druck erhöht hat, um die Durchblutung der Organe zu verbessern, reicht dies nicht aus; speziell wenn man den Blutduck mittels chemischer Medikamente senkt, wirkt dies dem Bemühen des Körpers entgegen, den Mangel an Durchblutung auszugleichen.
Der „niedrige Blutdruck“ mit all seinen Symptomen von „Müdigkeit“ über „Schwindel“ bis „Wetterfühligkeit“ spricht gut auf ganzheitliche Behandlung an. Es lassen sich ca. 90 % aller derartigen Fälle von Jung und Alt in Ordnung bringen, - oder zumindest wesentlich verbessern!
(Siehe: „Müdigkeit“)

Bronchitis

Ganz genau wie im Kapitel „Infekte, Infektanfälligkeit“ und in anderen Kapiteln über chronische Entzündungen bereits beschrieben, verhält es sich auch hier: die akute Entzündung mit Fieber und schweren Krankheitszeichen sollte mit Antibiotika behandelt werden, wenn Bakterien schuld sind. (Es kann aber auch ein Virus sein, das die Krankheit auslöst; - in diesem Falle helfen Antibiotika nicht, sondern nur Vitamin C.)
Die meisten Menschen, speziell im Erwachsenenalter, haben jedoch kein gutes Immunsystem mehr, so daß sie nicht mehr hohes Fieber und heftige Entzündungen erzeugen können. Dort grundelt die Krankheit vor sich hin. All die „entzündungshemmenden“ und „fiebersenkenden“ Mittel sind nur dazu da, um die Abwehr zu unterminieren. Dies führt dann zu „chronischen“ Entzündungen, das heißt, sie ziehen über eine Zeit hinweg dahin, statt schnell und effektiv vom Immunsystem ausgeheilt zu werden.
Die Therapie der chronischen Bronchitis ist so einfach, daß es weh tut. Man muß allerdings etwas Medizin verstehen und sich nicht nur auf Pharma-Verteilung beschränken:
Das Immunsystem besteht aus zwei Teilen:
a) aus der natürlichen Bakterien-Flora: die richtigen Bakterien bilden ein Bollwerk, die falschen lassen Infektionen zu,
b) aus dem eigentlichen Immunsystem des Körpers.
Beides muß gefördert und wieder instand gesetzt werden.
Nämlich „a“: zunächst durch Symbioflor I, in weiterer Folge auch die Bakterien des Darmes, sozusagen als das Bakterien-Reservoir behandeln (eher z.B. mit Hylak forte über längere Zeit),
und „b“: eine ordentliche Basis-Regeneration (siehe dort), um das eigentliche Immunsystem wieder auf Vordermann zu bekommen.
Die chronische Bronchitis spricht gut auf (diese) Therapie an; selbst bei älteren Leuten kann man eine chronische Anfälligkeit auf Bronchitis damit sehr gut unterbinden, - und nebenbei den ganzen Allgemeinzustand verbessern. In solchen Fällen am besten: eine kleine Kur vor jedem Winter.

Candidiasis, Infektion mit Candida Albicans: siehe Pilze

Cholesterin, erhöhtes

Cholesterin ist ein Fett, das chemisch anders konstruiert ist als übliche Fette. Es kommt hauptsächlich in tierischen Fetten vor.
Cholesterin wird zu 90 % im menschlichen Körper erzeugt und nur zu 10 % mit der Nahrung zugeführt.
Daher sind die meisten Patienten enttäuscht, wenn sie sich kasteien, indem sie kaum tierische Fette zu sich nehmen, - um dann draufzukommen, daß es fast nichts geholfen hat!
Das liegt in den obengenannten Prozentzahlen: wenn Sie Ihr Hauptaugenmerk auf die10 % legen und versuchen, dort den Hebel anzusetzen, - also wenn Sie die Cholesterin-Zufuhr - sagen wir - von 10 % auf 4 % herunterschrauben, dann haben Sie insgesamt noch immer 94 % des Cholesterin-Wertes, den Sie vor dem Kasteien hatten. Das war es also nicht wert. - Das war die falsche Diät!
Die meisten Ärzte bedenken die obigen Zahlen nicht und laut einer Umfrage kennen sie sie leider auch nicht!
Daher führt der Rat, von Butter auf Margarine zu wechseln und fettes Fleisch zu meiden, zu sehr dürftigen Resultaten. In der Folge werden dann chemische Medikamente verabreicht, um Befund-Kosmetik zu betreiben.
Die Cholesterin-Produktion des Organismus jedoch (also die 90 %) wird durch Kohlenhydrate und Triglycoride (andere Fette) angetrieben, speziell durch leicht erschließbare Kohlenhydrate wie Zucker!
Also wäre die richtige Maßnahme, den Zuckerkonsum zu beenden, andere Fette ebenfalls zu meiden (z.B. gerade die Margarine), und überhaupt seinen inneren Stoffwechsel in Ordnung zu bringen!
Denn das erhöhte Cholesterin ist fast immer einfach nur ein Zeichen, daß der innere Stoffwechsel außer Tritt geraten ist und nicht mehr imstande ist, die Dinge im Lot zu halten. Erhöhtes Cholesterin ist also nur ein Symptom davon.
Ernährungskorrektur, Vitamine und Eigenblut-Spritzen oder gleich eine anständige Basis-Regeneration sollte das in Ordnung bringen.

Es gibt auch eine angeborene Variante, bei der die Menschen einfach erhöhtes Cholesterin haben. Diese Menschen sollten sich strenger an gute Ernährungsrichtlinien halten.
Vergessen Sie jedoch bitte nicht, daß das Cholesterin gar nicht jenen gefährlichen Stellenwert hat, wie man derzeit noch glaubt! Man beruft sich dabei auf Tests, wonach Menschen mit erhöhtem Cholesterin in erhöhtem Maße zu Arteriosklerose tendieren. Aber Menschen mit erhöhtem Cholesterin ernähren sich schlecht, bringen ihren Stoffwechsel außer Tritt, und bekommen dann auch Arteriosklerose.

Das erhöhte Cholesterin und die Arteriosklerose sind also beides viel eher zwei unterschiedliche Symptome des gleichen Fehlers, als daß das eine die Ursache und das andere die Folge wäre!
Wie die Arteriosklerose entsteht und was das Cholesterin damit zu tun hat, lesen Sie bitte im dortigen Kapitel.
Konsequenz: das erhöhte Cholesterin ist ein Anzeichen dessen, daß Sie sich schlecht ernähren. Sie sollten a) Ihre Ernährung korrigieren und b) Ihren inneren Stoffwechsel in Ordnung bringen (z.B. durch eine Basisregeneration).

Colitis siehe Dickdarm-Entzündung

Darmerkrankungen

Das Verdauungs-System besteht aus Mund-Speiseröhre-Magen-Dünndarm-Dickdarm. Die Bauchspeicheldrüse gibt Enzyme in den Dünndarm ab, welche den Speisebrei aufschließen; die Leber gibt die Galle ab, welche ein Lösungsmittel für die Fette bildet, so daß diese auch aufgenommen werden können.
Außerdem gibt es eine Bakterienbesiedelung des Darmes, welche beim Aufschließen und Verwerten der Nahrung behilflich ist und welche sogar Vitamine erzeugt, die der Körper braucht.
Bei Darmerkrankungen ist in diesem Gleichgewicht eine Störung entstanden.

a) Meistens geschieht die Störung durch die (unrichtige) Ernährung.
b) Am zweithäufigsten geschieht die Störung durch den nervlichen Zustand der Person.
Zumeist ist es völlig unnötig, die üblichen schulmedizinischen Untersuchungen zu machen (Darm-Röntgen, Gastroskopie, Coloskopie), weil man die Störung nicht sieht, - auch wenn man durch all die Löcher hineinschaut. Man sieht bestenfalls die Folge, worauf der Patient erfährt, daß er eine „Gastritis" oder eine „Colitis" hat. Das führt in weiterer Folge dazu, daß der Patient glaubt, er habe eine Gastritis oder eine Colitis, anstatt zu erfahren, daß er sich schlecht ernährt.
(Ich will damit keineswegs sagen, daß diese Untersuchungen nicht durchgeführt werden sollen, weil man in ca. 1% der Fälle auch gröbere Krankheiten entdecken kann!) Sieht der Arzt bei den Untersuchungen etwas, dann heißt es z.B. „Colitis", sieht er nichts, so heißt es „Sie sind gesund". Beides führt zu keiner Lösung. (Rechts vorbei ist auch voll daneben.)

Die meisten Darmerkrankungen bestehen aus Blähungen, Völlegefühl, breiigen oder übelriechenden Stühlen, Verstopfung etc. Dies entsteht einfach durch Störungen der komplizierten Abläufe, die alle der Reihe nach geschehen müssen und zusammenpassen sollen.

Zu a) Die Ernährung wird an anderer Stelle besprochen, es sei nur darauf hingewiesen, daß unsere „normale" Ernährung schlecht ist und daher üblicherweise zu Verdauungsstörungen führt. Außerdem sollte jeder Mensch seine eigene, für ihn passende Ernährungsform finden und sich nicht an Gewohnheiten orientieren oder an dem, was einem vorgesetzt wird. Man lernt Autofahren, aber man lernt nichts über Ernährung, was dazu führt, daß der Mensch sich frühestens erst um diese Sache kümmert, nachdem sich der Schaden bereits voll etabliert hat. (Oder gar nicht, wenn er sich auf die Medizin verläßt.)

Wenn man das Falsche ißt, werden also Störungen auftreten. Es kann sein, daß diese Störungen erst später auftreten, nachden man sich also schon längst an die falsche Ernährung gewöhnt hat. Oft treten die Störungen gar nicht im Magen-Darm-Trakt auf, sondern als andere Krankheiten.
Ernährungskorrektur mit einem erfahrenen Berater wird die beste Lösung sein.

Lesen Sie hiezu auch mein Kapitel zu Ernährung, woran man sich orientieren sollte, indem man es dazu benützt, seine eigene individuelle Ernährungsart zu finden und darin zu variieren.
Bitte vergessen Sie nicht, daß der Genuß von Zucker und Süßigkeiten sowie von gesüßten Getränken falsche Bakterien und Pilze fördert, was zu den obengenannten Störungen führt. Das bloße Eliminieren von Industriezucker aus der täglichen Nahrung kann daher bereits als alleinige Maßnahme zur Lösung des Problems führen, besonders bei Kindern.

Zu b) Bei dem Akt der Verdauung gibt es eine bestimmte Einstellung des Nerven- und Hormonsystems: das Verdauungssystem funktioniert dann am besten, wenn es auf Entspannung, Zeithaben, Zurücklehnen, Faulheit, etc. eingestellt ist. Wenn sich jemand „im Stress“ befindet, oder gar im Dauerstress, dann funktionieren diese Dinge nicht gut. Dann wird es viel eher zu Gärung und Fäulnis kommen, weil zu wenig Verdauungsenzyme abgegeben werden und diese daher die Nahrung nicht gut genug verarbeiten können. Personen, deren Leben anhaltend mit Ängsten, Nervosität, Unsicherheit, Anspannung untermalt ist, werden sehr wahrscheinlich derartige Verdauungsstörungen bekommen.
Therapie: Bei Verdauungsstörungen dieser Art bietet die Haysche Trennkost eine gute Handhabe: indem man Kohlenhydrate und eiweißreiche Nahrungsmittel trennt, tut sich der Verdauungsapparat wesentlich leichter. So kommt man auch mit weniger Verdauungsenzymen zurecht, obwohl es sich bereits um ein geschwächtes System handelt.
Man darf auch nicht vergessen, daß der Akt der Verdauung im Mund beginnt. Mit hastigem Schlingen ohne gute Zerkleinerung und Einspeicheln verhindert man, daß dann der Darm seine Arbeit korrekt ausführen kann.

Dickdarm-Divertikel

Das sind kleine, sackartige Ausbuchtungen, die sich durch die Dickdarm-Muskulatur gemogelt haben. Darin sammeln und verhärten sich oft Stuhlreste.

Die Ursache dafür liegt zumeist in der zuvor schon vorhandenen Verstopfung oder in einem verkrampften Darm aus anderen Gründen.
Wenn das einmal bereits entstanden ist, so ist es nicht mehr wegzubekommen. Die Divertikel sind aber ohnehin von geringerer Bedeutung, denn sie sind nicht weiter schlimm; meistens kommt man durch ein Dickdarmröntgen drauf, daß man sie hat, weil es in dem Befund steht.
Die einzige Gefahr der Divertikel besteht darin, daß dort „gefangengehaltene" Stuhl-Reste eine Entzündung auslösen und Schwierigkeiten verursachen. Aber das ist selten.
Jedenfalls ist es klar, daß im Darm etwas falsch läuft, und daß man daher eine gewisse Sanierung durchführen sollte, so daß die meistens vorhandene Verstopfung aufhört.
Ernährungsfehler ausmerzen, faserreiche Kost, Magnesium zur Entspannung, Darmflora reparieren!

Dickdarm-Entzündung, Colitis

Eine Dickdarm-Entzündung ist entweder eine psychosomatische Krankheit oder sie geht auf eine krankhafte Bakterien-Besiedelung zurück. Oder es ist beides der Fall.
Mit medizinischen (körperlichen) Methoden kann man nur die Bakterienflora in Ordnung bringen, indem man die Ernährung strikt korrigiert und die Bakterien züchtet („Symbioselenkung"). Die psychische Seite der Erkrankung läßt sich nicht mit medizinischen (körperlichen) Verfahren beheben.
Das, was an Colitis übrigbleibt, nachdem man die Darm-Verhältnisse in Ordnung gebracht hat, muß mit schulmedizinischen Methoden behandelt werden. Das bedeutet: wenn es ohne entzündungshemmende Mittel nicht geht, müssen die Symptome auf diese Art unterdrückt werden.
Einigen Erfolg kann man sich durch Homöopathie (Einzelmittel-Homöopath) oder auch durch chinesische Akupunktur erwarten.
Ich habe auch von guten Resultaten durch Einläufe mit Eigenharn gehört, auch durch Einläufe mit Ozon und ähnlichen Dingen kann man mit anhaltender Besserung rechnen..

Dickdarm-Polypen

Falsche Verhältnisse im Darm können auch zu Polypen führen. Dies sind gutartige Schleimhaut-Wucherungen. Wenn man die Verhältnisse im Darm nicht schleunigst und nachhaltig repariert (Ernährung, Darmflora), dann können diese Polypen auch krebsig entarten. Sie gelten schulmedizinisch als Vorstufe oder zumindest als eine Gefahrenquelle zum Dickdarmkrebs.
Nach meiner Erfahrung spielt auch hier der Industriezucker eine tragende Rolle! Ich habe noch keinen Fall von Dickdarmkrebs gefunden, der nicht täglich Zucker zu sich genommen hatte (Süßigkeiten, Getränke gezuckert). Die Sanierung des Dickdarms geschieht immer durch die Ernährung und Züchtung der regelrechten Bakterienflora.
Schulmedizinisch sorgt man sich leider nicht um eine Darmsanierung, sondern man trägt die Polypen immer wieder ab und untersucht sie, ob sie nicht schon krebsig sind. Man kontrolliert dann regelmäßig (durch Coloskopie), weil man schon weiß, daß diese immer wiederkommen und neue entstehen.
Wenn man aber nach obigen Richtlinien behandelt und die Ernährungsumstellung beibehält (und die Gesundheit durch „Basis-Regeneration" verbessert), kommen sie in der Regel nicht mehr wieder. Oft ist auch eine generelle entgiftende Therapie (wie Fasten oder Mayr-Kur) vonnöten.

Durchblutungsstörungen

Nicht selten werden irgendwelche Empfindungen oder Empfindungsstörungen von den Patienten „Durchblutungsstörungen" genannt. Daher sollte man sich mit einem verständigen Arzt zusammensetzen und herausfinden, ob es sich wirklich um echte Durchblutungsstörungen handelt.
Unter echten Durchblutungsstörungen versteht man den Umstand, daß durch die Blutgefäße, die das Blut vom Herzen nach außen tragen, das Blut nur schwer durchkommt. Die Folge ist, daß das Gewebe nicht versorgt wird.
Die Ursachen sind vielfältig.

a) Als erstes gilt alles, was unter dem Kapitel „Arteriosklerose, Adernverkalkung“ beschrieben ist.
b) Ferner können sich Blutgefäße auch sozusagen „nervlich“ verkrampfen. Auch die Blutgefäße werden von einem Nervengeflecht umgeben, und ähnlich dem Zustand, daß man einen erhöhten Blutdruck dadurch bekommen kann, daß sich das ganze Gefäßsystem anspannt, kann sich auch nur ein umschriebener Bezirk des Gefäßsystems anspannen und zu einer teilweisen Durchblutungsstörung führen.
In diese Kategorie fällt auch eine Krankheit, die man „Morbus (=Krankheit) Raynaud“ nennt: manche Leute bekommen selbst bei warmen Temperaturen kalte, weiße, durchblutungsgestörte Finger.
c) ganz ähnliche Mechanismen können dadurch hervorgerufen werden, daß sich in der Nähe der Durchblutungsstörungen ein kleiner Krankheitsherd befindet. Es kann auch eine Narbe sein, eine nicht ganz ausgeheilte Wunde, ein Zahnherd oder ähnliches. Als (lokale) Reaktion gibt es dann in der Nähe eine Gefäßverkrampfung und somit eine Durchblutungsstörung.
Man muß natürlich jene Ursache aufspüren und in Ordnung bringen. Dazu hilft meist Neural-Therapie, Akupunktur, - oder eben jene Maßnahme, die den Herd entfernt (z.B. Zahnziehen).
d) Gefäßverkrampfungen können auch aufgrund von Unverträglichkeiten und Allergien entstehen. Zum Beispiel: recht viele Migränepatienten haben deswegen Migräne, weil sie Milch und Milchprodukte nicht gut vertragen und eine unterschwellige Allergie darauf haben. Die Abwehrreaktion auf die Milchprodukte spielt sich dann in den Blutgefäßen ab, so daß es zu Durchblutungsstörungen in Gehirnabschnitten kommen kann.
e) Blutdrucksenkende Medikamente haben oft zur Folge, daß jetzt zwar der Druck niedrig ist, und man sich darüber freut, daß aber jetzt dieser neue, gesenkte Druck nicht mehr ausreicht, um die Organe zu versorgen.
Meist hilft eine „Basis-Regeneration“, um die Durchblutung überhaupt zu verbessern, bis hin zu dem Umstand, daß man dann gar keine blutdrucksenkenden Mittel mehr braucht.
f) Auch eine Anschoppung des Bindegewebes kann zu Durchblutungsstörungen führen, indem das Gewebe anschwillt und so der Durchfluß mit Nährstoffen sowie der Abfluß von Schlackenstoffen erschwert wird. Dies ist recht häufig der Fall, weil Ernährungsfehler und mangelnde

Bewegung dazu führen. Die Handhabe sind natürlich: Korrektur der Fehler und eine „Basis-Regeneration“ (spornt Selbstheilungsmaßnahmen an). Auch eine Lymphdrainage hilft.

Durchfall

Man darf nicht vergessen, daß der Durchfall eine Reinigungsmaßnahme des Körpers ist. Da unsere heutige Medizin eine Symptomen-Medizin ist, werden zumeist alle diese Selbstheilungsmechanismen unterdrückt, so daß der Organismus bei seinen Bestrebungen behindert wird, die Dinge in Ordnung zu bringen und zu halten. Genauso offensichtlich, wie bei der Grippe das Fieber und die Entzündung vom Organismus als Abwehrmaßnahme betrieben werden, wird durch den Durchfall „Gift“ aus dem Körper geworfen.
Es ist nur erlaubt, den Durchfall zu unterdrücken, wenn er außer Kontrolle gerät und die Gefahr droht, daß der Gesamtorganismus zu viel Flüssigkeit verliert (besonders bei Kindern).
Also behandelt man bitte nicht den Durchfall, sondern behandelt die Vergiftung, die zum Durchfall geführt hat. Oft sind es Gifte, die man gegessen oder getrunken hat (in diesem Fall z.B. Tierkohle-Tabletten geben) oder es sind falsche Bakterien oder Viren, die der Körper loswerden will.
Mitunter führen aber auch Allergien zum Durchfall, denn auch innen im Darm können ähnliche Unverträglichkeits-Reaktionen ablaufen wie außen an der Haut. Daher sollte man immer die Ursache behandeln, - so wie überall in der Medizin, und nicht die Erscheinung „Durchfall“. Wenn sich der Organismus dabei etwas denkt (nämlich entgiftet), dann sollten wir ihn nicht daran behindern und ihn „verstopfen“.

Ekzem

„Ekzem“ ist ein Sammelbegriff für abgegrenzte Hauterscheinungen.
Im Grunde kann die Ursache allergisch sein oder auf eine allergieähnli-

che Unverträglichkeit zurückzuführen sein. Auch eine körperliche Reaktion auf Gift-Einwirkung ist möglich.
Da alle diese Zustände durch naturmedizinische Behandlungen der Entgiftung und der Reparatur der Immunsystems zu behandeln sind, spielt diese Unterscheidung keine große Rolle.
Bitte lesen Sie im Kapitel „Allergie“ nach. Was dort steht, trifft auf das Ekzem meist zu.
Es ist (auch naturmedizinisch) nicht leicht zu behandeln. Manchmal heilt es aus und kommt wieder, - je nach der geistigen Verfassung, ganz wie eine psychosomatische Krankheit.
Man muß bezüglich unterschwelliger Allergien in Nahrungsmitteln wachsam sein, aber auch bezüglich der Dinge, mit welchen man von außen in Berührung kommt. Findet man nichts, sollte das Immunsystem „korrigiert“ werden; dabei bieten sich Bioresonanz-Therapie, Mora-Therapie, modifizierte Eigenblut-Behandlungen und Eigenharn-Behandlungen an.

Entzündung

Die Entzündung verdient hier eine eigene Erwähnung.
Man muß verstehen, daß die Entzündung einer der Mechanismen ist, mit welchem der Organismus Heilungen herbeiführen kann.

Der gedankenlose, massive Gebrauch von „entzündungshemmenden Mitteln“ in der Medizin geht darauf zurück, daß man sich in der Medizin dem Diktat der Pharma-Industrie untergeordnet hat. Eine wirkliche Medizin als Wissensgebiet - eine reine medizinische Wissenschaft - würde vielleicht einlenken und dem Organismus bei seinen eigenen Bemühungen zur Seite stehen, anstatt ihn zu behindern. Aber da dieser Blickpunkt aufgegeben wurde und allein pharmazeutisch-wissenschaftliche Untersuchungen als „wissenschaftlich“ anerkannt werden, kommt es zu dieser symptomatischen Medizin: die Entzündung wird unterdrückt.
Mit anderen Worten: Wenn es einen Arzt nicht unbedingt freuen würde, wenn die Entzündung wie durch Zauberhand verschwindet, so würde es

einen Pharmazeuten mit Stolz erfüllen, so ein Wundermittel erfunden zu haben. Aber die modernen Ärzte sind sozusagen zu Hobby-Pharmazeuten geworden, und das ist es im Grunde, was überhaupt in der heutigen Medizin läuft.
Durch die wiederholte Unterdrückung von akuten entzündlichen Reparaturvorgängen wird dem Organismus beigebracht, sich nicht mehr effektiv wehren zu können. Er kann dann nicht mehr durch seine Maßnahmen die Krankheiten besiegen. So kränkelt man heute eher dahin, ohne daß dadurch Ausheilung erreicht wird.
Die Basis-Regeneration wird meist die Entzündungsfähigkeit im Organismus wiederherstellen, so daß er sich durch sie wieder zur Gesundheit zurückkämpfen kann.

Erkältung siehe **Infekt, Infektanfälligkeit, Entzündung, Grippe.**

Wenn auch der Umstand der Unterkühlung zu einer fieberhaften Erkrankung führen kann, wird das Thema unter den genannten anderen Kapiteln genügend abgehandelt.

Fieber

Fieber ist natürlich keine eigenständige Krankheit, sondern zumeist ein Zeichen von einem aktivierten und aktiven Immunsystem. Es befindet sich gerade dabei, einen „Feind" (Bakterium, Virus) zu bekämpfen und zu besiegen. Dazu wird auch das Fieber benötigt.
Wenn man bei Fieber „fiebersenkende" und „entzündungshemmende Medikamente" nimmt (Aspirin, etc.), senkt man rasch das Fieber und schaltet auch die anderen Abwehrmaßnahmen aus („entzündungshemmend"). So bekommt man einen Organismus, dem die Flügeln gestutzt sind.
Es ist nicht gut, den Organismus dabei zu unterbrechen, wenn er seine Abwehr aktiviert!
Aber auch aus anderen Gründen kann Fieber entstehen, wie bei einem Sonnenstich oder bei schweren Erkrankungen (inneren „Auto-Immun-

Erkrankungen“). In letzteren Fällen ist alles außer Kontrolle geraten, und es ist eine schulmedizinische Angelegenheit (Akut-Medizin). In diesen Ausnahmefällen muß also „fiebersenkend“ eingeschritten werden.
Bei Kindern gibt es auch Fieberkrämpfe, so daß es mitunter empfehlenswert ist, das Fieber nicht in diese Regionen steigen zu lassen, wo es mehr Schaden als Nutzen macht.
Manchmal muß man es also senken und manchmal nicht. In der Therapie der heutigen Medizin wird jedoch viel öfter „gutes“ Fieber unterdrückt, als daß irgendeine Gefahr bestünde. Die gefährlichen Zustände, bei welchen man außer Kontrolle geratenes Fieber senken muß, sind eigentlich sehr selten. Speziell bei Kindern kann man getrost zu Wadenwickeln, Leibwickeln, „Essigpatscherln“, und ähnlichen Maßnahmen greifen, und man kommt in 95% der Fälle ausgezeichnet damit aus, so daß man das Immunsystem nicht auszuschalten braucht.
Als einziges „fiebersenkendes“ Mittel darf man Desoxycholsäure (DCA) bekommen. Diese Substanz wird von den richtigen Darmbakterien erzeugt und mangelt meist; sie beflügelt das Immunsystem. Sie senkt das Fieber dadurch, daß der Organismus mit seiner Abwehrleistung rasch fertig wird! Mit ihrer Hilfe heilen banale Infekte innerhalb von Stunden oder längstens 2 Tagen. Die Substanz wird nur bei Fieber wirksam. Sie senkt das Fieber nicht, wenn das Immunsystem andere Maßnahmen braucht (z.B. Antibiotika). DCA ist nicht patentierfähig und wird daher von der Pharmaindustrie nicht propagiert.
Menschliche Organismen sind im Prinzip von Natur aus befähigt, durch ihre Abwehrmaßnahmen bakterielle und virale Anfechtungen abzuwehren und dabei an Stärke zu gewinnen. Sie benötigen dazu das Fieber.
Wenn man es ihnen gleich von Kindesbeinen an nicht zutraut und jedesmal dem Körper diese Befähigung abspricht, seine Aktionen unterbricht, die Abwehr nie ihre Stärke ausspielen läßt, sie nie zum Sieg kommen läßt, so wird man ab da gesundheitliche Schwierigkeiten haben, selbst wenn sie erst später in Erscheinung treten.
Man wird danach immer mehr zu chronischen Krankheiten tendieren (weil das Immunsystem sie nicht ausheilen kann); schließlich wird man eine Bevölkerung von chronisch Halbgesunden, Halbkranken und Kranken haben.
Kann man im Falle von Infekten kein richtiges Fieber erzeugen, so hilft auf jeden Fall eine „Basis-Regeneration“; sie sollte bei jeder herabgesetzten Abwehr unbedingt gemacht werden.

Fieber, chronisch wiederkehrendes

Manche Menschen leiden an chronisch immer wiederkehrenden leichten Fieberschüben, oft kein hohes Fieber, sondern erhöhte Temperatur. Sie irren dann oft von Arzt zu Arzt, und weil man nichts finden kann, ist man ratlos, nicht nur von Seiten der Patienten.
In diesen Fällen ist es ganz simpel: eine „Basis-Regeneration" wird das Immunsystem wiederherstellen, so daß es die Krankheit besiegen kann. In 9 von 10 Fällen geht das ganz einfach und rasch.
In der Naturheilkunde ist man nie abhängig davon, den „Feind" zu kennen, sondern wir vertrauen in die Fähigkeit der Selbstheilungskräfte und haben die „Geheimnisse" verstanden, wie diese arbeiten und wie man sie daher unterstützen und ankurbeln kann. Es ist uns egal wie das Virus heißt oder ob es überhaupt einen Namen hat.

Fisteln

Fisteln sind Verbindungen zwischen Körperhöhlen zur Außenwelt oder auch zwischen anderen Bereichen der Körpers, wo sie nicht hingehören. Aber Achtung: was oft wie ein bloßer Fehler der Natur aussieht, kann sich als sinnvolle Maßnahme des Organismus herausstellen. Im Prinzip ist es für die Entgiftung eine sinnvolle Aktion, das Gift durch die Ausbildung eines Kanals in die Außenwelt zu befördern. Wenn man eine innere Eiterung hat, bildet sich so etwas aus, und der Eiter kann herausrinnen.

Die einzig sinnvolle Maßnahme ist es natürlich, die Eiterung chirurgisch zu entfernen, so daß auch nichts mehr heraustransportiert zu werden braucht. Ein weiteres solches Beispiel ist die Zahnfistel.
Bei der Analfistel entstehen Kanäle zwischen dem Enddarm und der Außenwelt neben dem Schließmuskel oder durch ihn hindurch. Die Ursache liegt häufig in falschen Bakterien, die sich in Winkeln und Nestern dort eingenistet haben, so daß es „sinnvoll" war, diese Fisteln zu erzeugen. Dennoch bleibt nichts anderes übrig, als sie chirurgisch zu entfernen, wenn auch logischerweise eine Reparatur der Darm-Besiedelung notwendig ist.

Fisteln sind also eine sinnvolle Reparaturmaßnahme des Organismus und deuten auf einen bereits vorhandenen Übelstand hin, der dieser Sache zugrundeliegt.

Frieren, Kältegefühl

Kreislaufschwachen Menschen ist es „immer kalt". Zumeist ernähren diese Menschen sich schlecht (viel Süßes) und betreiben keinen Sport. So kommt es zu Mangelerscheinungen und zu einem sehr untrainierten Kreislauf. Junge Frauen leiden häufig darunter.
Die Handhabe ist klar, ich brauche das wohl nicht näher zu erwähnen. Kreislauftropfen sind Nonsens.
Man muß wohl auch eine Basis-Regeneration dazu machen, sonst kommt der Organismus oft nicht mehr von selber auf das gewünschte Niveau, bzw. bleibt nicht stabil.

Aber es gibt auch Kältegefühl in abgegrenzten Körperabschnitten. Mögliche Ursachen sind:
Durchblutungsstörungen
Nerven-Irritation (z.B. wie bei „Ischias")
Krankheitsherd in der Nähe, so daß das Gebiet irritiert ist.
Es muß natürlich die jeweilige Ursache erkannt und entsprechend behandelt werden.

Furunkel, Abszess, Furunkulose

Furunkel sind „Eiterblasen", „Eiterbeulen" an der Haut, oft aus Haar-Follikeln entstehend. Furunkulose bezeichnet die ganze Krankheit dazu, nämlich wenn man dazu neigt, gleichzeitig mehrere Furunkel hat, oder diese oft wiederkommen.
Wieder gibt es einen akuten und einen „chronischen" Aspekt dazu: wenn das Furunkel einmal da ist, muß es vom Blickpunkt der Chirurgie aus betrachtet werden: Der Eiter muß herauskönnen, denn sonst kann

er nach innen fließen und den Organismus bis zur Lebensgefahr hin beeinträchtigen. Dazu schneidet man hinein, läßt die Öffnung offen, bis es geheilt ist, oder handhabt es auf irgendeine chirurgische Weise.
Wenn man dazu neigt, kann es an der Haut direkt liegen (z.B. zu fett, so daß sich die Poren verstopfen), oder der Entzündungsprozess kommt von innen. In letzterem Falle hat es mit Ernährung und Darmbakterien zu tun.
Jedenfalls muß die Furunkulose dann als ein Entgiftungs-Prozess angesehen werden, wo der Organismus sinnvollerweise den Mechanismus der eitrigen Einschmelzung benützt, um „Dreck" loszuwerden. Diese Maßnahme darf daher nicht als krankhaft angesehen werden, sondern als „gesund". Man muß den Organismus säubern, so daß er es nicht mehr zu machen braucht.
Wie gesagt, liegt die Ursache meistens im Darm, so daß etwa durch Einläufe (Darmreinigung von hinten) ganz rasch die Neu-Entstehung hintangehalten wird. Zugleich würde man die Ernährung und die Darmbakterien korrigieren.
Jeder Fall ist etwas anders gelagert, so daß ich diese Ausführungen nur als generelles Konzept verstanden wissen möchte.

Fußpilz

Den aufgetretenen Pilz kann man ohne weiteres mit Pilzmitteln (Salben, Schampoo, ...) behandeln. Wenn man auch hier stattdessen unbedingt etwas Natürliches verwenden möchte, so kann man Propolis (das „Bienen-Antibiotikum") oder ein Bad mit älterem Eigenharn versuchen.
Aber - wie gesagt - die Pilzmittel sind OK, wenn man sie nur kurz verwendet. Die chronische Seite der Erkrankung muß dann ohnehin anders angegangen werden. Denn wenn man zu Hautpilzen neigt, muß der Darm als Reservoir behandelt werden.
Wiederholte Fußpilz-Erkrankung kann nur durch trockene Füße vermieden werden, weil der Pilz die Feuchtigkeit braucht, um anzuwachsen.

Gelenks-Schmerzen siehe Arthritis, Arthrose

Geschwür des Unterschenkels (ulcus cruris, „offenes Bein")

Ein Geschwür ist ein fehlendes Gewebe, meist an der Haut oder an der Schleimhaut, so daß der Untergrund an der Oberfläche liegt. Es fehlt also Haut oder Schleimhaut.
Die untere Seite des Unterschenkels ist eine eher schlecht durchblutete Gegend, so daß eine weitere Störung der Blutversorgung dazu führt, daß diese Wunden entstehen und dann sehr schwer zu schließen sind.
Als Ursache möchte ich 3 Hauptgründe nennen.
1) Durch schlechte Venen (sie sollen das Blut abtransportieren)
2) Durch schlechte Arterien (sie sollen das Frischblut hinbringen)
3) Zusätzlich durch allgemeine schlechte Verhältnisse im Organismus.
Zu Punkt 1.: Krampfadern führen zu einem Rückstau des Blutes, so daß es nur schleppend zu Lunge und Herz zurücktransportiert werden kann. Durch die lastende Blutsäule erweitern sich weiter abwärts gelegen auch die kleineren Venen, so daß es oft ein blau-braunes Geflecht wird. Es kommt in der Folge gehäuft zu Blutungen, weil schon die geringste Verletzung diese auslösen kann. Jetzt vernarbt sich die Gegend mehr und mehr, was weiter die Durchblutung verschlechtert. Schließlich wächst so eine Wunde nicht mehr zu, und jetzt hat man das „offene Bein".
Zu Punkt 2.: Wenn die Blutversorgung schlechter und schlechter wird (Arterienverkalkung), wird das Gewebe schlechter versorgt, bis es entweder abstirbt oder sich bei einer kleinen Verletzung nicht mehr regeneriert und somit offen bleibt.
Zu Punkt 3.: Immer ist irgendeine Art von Durchblutungsstörung gegeben (Punkt 1 oder 2). Aber - basierend auf diesen Durchblutungsstörungen - führen oft andere Zustände dazu, daß es zur Wunde kommt. Kaputte Lymphgefäße oder „Anschoppung" des Organismus sind zwei Möglichkeiten. Weiters verschlechtern andere Krankheiten (wie Zuckerkrankheit), wenn sie vorhanden sind, die Heilmöglichkeiten des Organismus.

Selbstverständlich muß man je nach vorherrschender Ursache behandeln.
Schulmedizinische Pflege und Säuberung sind vorbehaltlos zu befolgen.
Um die Wunde aber tatsächlich anhaltend zu schließen, muß man die Grundkrankheit so weit verbessern, daß der Organismus diese Heilung auch tatsächlich vollziehen kann.
Wenn eine Anschoppung des Organismus gegeben ist, muß man eine Weile fasten oder ähnliches tun. Häufig ist Übergewicht vorhanden, so das das Blut schlecht abfließen kann. Diese Randbedingungen müssen in Ordnung gebracht werden; darunter verstehe ich all die medizinischen Maßnahmen, die ich im Kapitel „Basis-Regeneration“ oder „Therapie vor der Therapie“ angedeutet habe. Laser-Bestrahlung (Helium-Neon-Laser) hilft, und eine Ozon-Therapie ist meist der Schlüssel zum Erfolg: Zuerst als General-Verbesserung, dann aber auch eine Lokal-Begasung mit einem Sauerstoff-Ozon-Gemisch. Wenn man keine Randbedingung übersehen hat, so heilt das Geschwür so meistens zu.
Steht eine Arteriosklerose („Verkalkung“), also eine Durchblutungs-Störung der Arterien im Vordergrund, so kann man auf die Chelat-Therapie zählen.
Der naturmedizinische Blickpunkt soll nicht unerwähnt bleiben, daß der Organismus sich eine Öffnung zur Entgiftung sucht, indem er die Wunde offen hält, um dort ständig entgiften zu können. Wenn wir Ärzte auch dazu neigen, das als Blödsinn abzutun, so tue ich das nicht. Denn erst wenn man die „Anschoppung“ also die übermäßige Schlacken- und Gift-Ansammlung im Organismus bereinigt hat, heilen die Geschwüre zu.
Die Chancen sind sehr gut, mittels dieser Maßnahmen das „offene Bein“ zuzuheilen.

Geschwür des Magens (ulcus ventriculi, ulcus duodeni)

Man muß ein Magengeschwür in seinem Zusammenhang sehen.
Erstens ist es zumeist eine psychosomatische Erkrankung.

Aber auch innerhalb der körperlichen und mechanischen Abläufe existiert das Geschwür nicht für sich alleine: es gibt schon lange eine ungünstige Ernährung, es gab immer schon eine gewisse Entzündung (Gastritis), es gibt zumeist eine schlechte Bakterienbesiedelung im Darm, usw. Und es gibt Lebens-Situationen, unter welchen man leidet, anstatt sie in Ordnung zu bringen.
Selbst wenn es sich zum überwiegenden Teil um eine psychosomatische Erkrankung handelt, helfen körperliche Maßnahmen. Eine leichte, milde Kost (z.B. Mayr oder Hay'sche Trennkost) und Leinsamen als Schleim-Lieferant helfen. Speziell muß man bei allen Magenbeschwerden das erhitzte Fett absolut meiden. Zucker-Genuß verschlechtert die Bakterien-Situation, die Heilfähigkeit und die geistige Verfassung (durch den Vitaminmangel).
Daher ist eine „Basisregeneration“ auch in so einem Falle hilfreich, obwohl die Situation nicht danach ruft. Aber je besser es jemandem allgemein geht, desto besser kann er mit Stress umgehen und desto besser ist die generelle Heilfähigkeit des Körpers.

Gicht (siehe auch Arthritis-Arthrose)

Gicht ist eine Anschoppung an Harnsäure im Körper, so daß diese sich irgendwo ablagern muß. Sie tut dies bei den Gelenken, was schlimme Schmerzanfälle und Entzündung zur Folg hat.
Im Sinne einer erschwerten Ausscheidung können auch Nierensteine entstehen, aber unter „Gicht“ versteht man im Grunde die Erkrankung an den Gelenken.
Sei es, daß eher die Ausscheidung gestört ist, sei es, daß eher ein Zu-Viel an Harnsäure in den Körper kommt, in jedem Falle muß eine Diät gemacht werden. Harnsäure ist ein Abbau-Produkt aus dem Eiweiß-Stoffwechsel. Am meisten Harnsäure fällt an, wenn man Innereien ißt. Aber jedes Essen von Fleisch wird genug Harnsäure produzieren, so daß die Krankheit bestehen bleiben würde. Weiters muß man darauf achten, daß Hefe recht reich daran ist, also Brot und alle Backwaren. Auch Kaffee ist zu meiden. Eine streng vegetarische Kost über einige Wochen wird einen Patienten so weit in Ordnung bringen, daß man dann seine richtige Ernährung finden kann.

Schulmedizinisch wird ein Präparat verabreicht, das die Produktion von Harnsäure verhindert, so daß sich eine andere Substanz aufstaut, die sich jedoch nicht in den Gelenken ablagert. Im akuten Stadium wird man das Präparat selbstverständlich nehmen.
Obwohl diese Mittel relativ nebenwirkungsarm zu sein scheinen, ist es keine ursächliche Behandlung für die Dauer.
Ganzheitsmedizinisch gut heilbar.

Glaukom, grüner Star

Bei dieser Krankheit ist der Innendruck des Auges erhöht. Häufig passiert dies eine Weile nachdem der Blutdruck gestiegen ist, was darauf hindeutet, daß die Ursache eine ähnliche ist.
Rechtzeitig behandelt hilft Fasten, Lymphdrainage des Kopfes, Ernährungskorrektur.

Grauer Star

Dies ist ein Trübung der Linse, so daß man beginnt, wie durch einen Grau-Schleier zu sehen. Einlagerungen in der ursprünglich klaren Linse und (vorzeitige) Alterungen dieses Organs sind die Ursache.
Was einmal passiert ist, kann nicht mehr rückgängig gemacht werden, aber:
Eine „Basis-Regeneration“ hebt vorzeitiges Altern auf,
Eine Lymphdrainage des Kopfes entgiftet das Gebiet, so daß für eine Weile der Prozess des Einlagerns hintangehalten wird, und eine Ernährungsumstellung hält den Organismus länger sauber und vital, so daß durch alle solche Maßnahmen die Verschlechterung gestoppt werden kann.

Gliederschmerzen

Dies ist natürlich keine eigenständige Krankheit. Immer muß nach den Hintergründen geforscht werden und dann entsprechend behandelt.
Meist ist eine Grippe oder eine andere (Virus-)Infektion dafür verantwortlich, - siehe dort.
Aber solche Beschwerden können auch von der Wirbelsäule kommen oder durch andere versteckte Zustände hervorgerufen werden.
Es gibt in dieser Hinsicht eine besondere Art von Maßnahme, deswegen habe ich das auch als eigenständiges Kapitel aufgegriffen:
Unser Organismus ist vielfach unterteilt. Er hat mehrere Gelenke und viele Wirbelkörper. Er ist damit in Segmente und Abschnitte eingeteilt. Das hat Vorteile und Nachteile.

Der Vorteil ist der, daß eine Krankheit, ein Schock oder eine Verletzungsfolge in einem bestimmten Abschnitt bleibt, ohne den gesamten Organismus in Mitleidenschaft zu ziehen. Wenn beispielsweise ein Fußballspieler einige Püffe und Stöße gegen das Schienbein bekommt, so wird der Stoß abgefangen, indem die Schockwelle zunächst vom Knie (das nächstliegende Gelenk), und dann vielleicht noch von Hüftgelenk und vom 5. Lendenwirbel abgefangen wird. Wären diese Gelenke nicht da, würde man den Schlag bis in den Kopf hinauf empfinden, und man könnte sogar bewußtlos werden, wenn man einen starken Schlag gegen das Schienbein bekommt. Dies ist jedoch wegen dieser Pufferwirkung der Gelenke und der Wirbelsäule nicht der Fall.
Nun hat dieses System jedoch auch einen Nachteil: was passiert nämlich mit der Energie der Schockwelle?? Sie bleibt in diesem Gelenk!
Dieser Umstand der Abpufferung schützt also den Gesamtorganismus, setzt aber die Möglichkeit für Schäden in den Gelenken.
Die Abhilfe liegt in einem Umstand, welcher in vielen Arten von Behandlungen enthalten ist. Streich-Massagen, Fuß-Reflexzonen-Massage, Akupunkt-Massagen, Akupunktur, Lymphdrainagen etc. ziehen alle ihre positive Wirkung unter anderem daraus, daß sie diese blockierte Energie freisetzen. Dem Patienten tut so eine Behandlung gut, er spürt die entspannende Wirkung, sie leitet die Schockwelle aus, und sie normalisiert den Energiefluß wieder.
Wenn man das jedoch nicht tut, resultieren „Schmerzen ohne Ursache" und in weiterer Folge Schädigungen der Gelenke der Wirbel, bis zu Arthrosen und „Abnützungen".

Man muß also bei Patienten mit solchen Beschwerden von Fall zu Fall bewerten, ob und inwieweit dieser Umstand zur Krankheit oder zu den Beschwerden (in diesem Fall „Gliederschmerzen“) beiträgt, und ob man daher diese Art von Therapie verwenden muß.

Grippe, grippaler Infekt

Ein grippaler Infekt wird durch ein Virus hervorgerufen. Es gibt viele verschiedene Viren dieser Art.
Ausgelöst wird diese Erkrankung meist durch einen Verlust oder einen angedrohten Verlust im Leben (schlechte Nachricht, aufgebauschte schlechte Nachricht, ...). Aber auch eine echte Unterkühlung fördert die Anfälligkeit, so wie dies auch eine allgemeine schlechte Abwehrlage tut.
Der Infekt an sich ist meist kein größeres Problem für den Organismus, wenn man ihn die Sache in die Hand nehmen läßt. Nimmt man jedoch „Grippe-Mittel“ chemischer Art, so heißt das auf deutsch, daß man den Organismus behindert, mittels Fieber und Entzündung seine Arbeit zu machen. Daher steigt die Anzahl derer, die den Infekt „noch lange herumschleppen“. Manche Leute sind jedoch auch bald halbwegs gesund, um dann aber später aufgrund der kastrierten Abwehrlage andere (oft schwerere) Krankheiten zu bekommen.
Ein gesunder Organismus braucht ein paar Tage, um die Anfechtung zu besiegen, - und geht dann als Sieger hervor. Das stärkt ihn.
Man kann den Kampf durch Vitamin C (nicht „Aspirin C”!), Salbeitee, Schwitzen, etc. unterstützen.
Antibiotika haben keine Wirkung gegen Viren und würden eher schaden.
Wenn sich der Organismus nicht zur effektiven Abwehr fähig zeigt, muß eine „Basisregeneration“ gemacht werden, um das Immunsystem wieder auf Trab zu bringen.

Grippe-Impfung

Ich werde sehr oft gefragt, was ich davon halte, daher handle ich es hier ab. Es muß gesagt sein, daß man auch hier von Patient zu Patient unterscheiden muß, daher wird hier meine Aussage allgemein gehalten.
Im Grunde ist eine Impfung das künstliche Einsetzen einer kleinen Krankheit. Sie ist so konstruiert, daß sie chronisch bleibt.
Man muß bedenken, daß man mit vielen Impfungen viele kleine chronische Krankheiten einpflanzt. Dies kann man nur mit einem hervorragenden Immunsystem tun, - was es leider heutzutage sehr selten gibt!
Man gibt chronische Krankheiten, um akute Krankheiten zu vermeiden. Akute Maßnahmen sind jedoch die ureigensten des Organismus, durch die er sich selber stärkt. Daher sollte man die Sache mit den Impfungen nicht übertreiben.
So kann man eine Faustregel aufstellen: bei Krankheiten, deren akutes Stadium üblicherweise lebensbedrohlich ist oder bleibende Schäden hinterläßt, ist die Impfung der kleinere Schaden und sollte daher eher gemacht werden.
Bei „banalen“ Krankheiten wäre es umgekehrt: die akute Phase stärkt den Körper, wenn das Immunsystem intakt ist.
Eine Grippe-Impfung halte ich daher im Prinzip für falsch: richtiger wäre es, das Immunsystem (z.B. mittels „Basis-Regeneration“) in Ordnung zu bringen und in Ordnung zu halten.

Gürtelrose (Herpes Zoster)

Dies ist eine Viruserkrankung, wobei das Virus fast immer eine Nervenbahn befällt. Genau in dem Bereich dieses Nervs treten Bläschen wie bei Windpocken auf, und der Bereich schmerzt. In der Regel einseitig.
In der Tat ist es dasselbe Virus, wie bei den Windpocken (Schafblattern), wobei jedoch im Falle der Ansteckung die Kinder die Kinderkrankheit bekommen, die Erwachsenen zumeist die Gürtelrose.
Wenn das Immunsystem besonders geschwächt ist, kann jedoch auch bei den Erwachsenen der ganze Körper befallen sein. Dann ist es eine schwere Krankheit und die Person sollte in Spitalsbehandlung gehen.

Generell ist zu sagen, daß man die Krankheit vorbeigehen lassen muß, denn gegen Viren haben wir nicht so etwas wie ein Antibiotikum.
Bei geschwächter Abwehr sollte man rasch die Basis-Regeneration machen, ansonsten sollte man Vitamin B hoch dosieren, weil es den Nerv schützt, und Vitamin C hoch dosieren, weil es gegen die Viren abdichtet und dem Immunsystem hilft.
Zudem helfen homöopathische Mittel wie Ranunculus und Mezereum.
Das Hauptproblem besteht darin, daß die Krankheit zwar vorbeigeht, daß jedoch die Schmerzen häufig bleiben. Die genannte Behandlung mit gutem Vitamin B und genug Vitamin C senkt diese Gefahr deutlich ab und verbessert die Heilungsrate ohne bleibende Schmerzen! Aus irgendeinem Grund kommen diese „Zoster-Neuralgien" dennoch manchmal vor, die leider jahrelang bestehen bleiben können. In diesem Fall hilft eine gute Akupunktur oder eine gute Akupunkt-Massage oder andere „energie-ableitende" Prozeduren.

Haarausfall

Wie Sie im Laufe der Lektüre diese Buches vielleicht schon verstanden haben, geht der generelle Gesundheitszustand des Menschen oft bergab. Wenn dies eine Weile geschehen ist, so drückt sich das mit <u>irgendwelchen</u> Symptomen aus, die bei jeder Person unterschiedlich sind.
<u>Eine</u> Möglichkeit ist der Haarausfall.
Sicherlich gibt es auch hormonelle (oder genetische) Ursachen, speziell bei den Männern.
Aber in den meisten Fällen, speziell bei den Frauen, ist dies auf diesen herabgesetzten grundlegenden Gesundheitszustand zurückzuführen. Wenn Müdigkeit und andere Symptome dazukommen, so wird dies noch leichter erkennbar.
Daher verwundert es wenig, wenn die Basis-Regeneration alleine die Sache bereits in Ordnung bringt. Zumeist muß zu den Vitaminen auch ausreichend Ersatz an Mineralien gegeben werden, sowie die Darmflora aufgebaut werden.
Der Haarausfall wird nur etwas langsamer besser als der Allgemeinzustand, das bedeutet, daß man oft 4 bis 6 Wochen auf den Erfolg warten muß.

Diese Behandlung ist in 80 % der Fälle erfolgreich.
Tritt der Erfolg überhaupt nicht ein, und fallen die Haare weiter aus, so kommt man ein wenig in Not, denn man muß nach möglichen Ursachen suchen, oder es ist eine hormonbedingte Sache, die nur schwer zu behandeln ist, speziell seit man die Frischzellentherapie unberechtigter- und verständnisloserweise (und auch aus Konkurrenzgründen) verboten hat.
Weitere Ursachen sind bei Schwermetallvergiftungen und bei Mängeln an seltenen Spurenelementen zu suchen.

Hämorrhoiden

Hämorrhoiden sind Krampfadern im Anus-Bereich. Dieses Venengeflecht dehnt sich aus, wenn im Bauchraum irgendwie ein Überdruck entsteht.
Sollte eine schwere Krankheit, (z.B. Leberzirrhose, Krebs, o.ä.) dahinterstecken, so wird dies an anderer Stelle behandelt. Aber die üblichen Hämorrhoiden sind einfach Krampfadern an besonderer Stelle.
Meistens genügt es, Salben zu schmieren, so daß die Beschwerden für's erste verschwinden. Dabei ist es nicht einmal so wichtig, was in den Salben enthalten ist, denn der springende Punkt ist es, daß nach der Stuhl-Entleerung nichts Rauhes zurückbleibt, das reizen oder entzünden kann. So wird man a) gut reinigen, b) danach Salbe auftragen und bis nach innen schmieren. Hämorrhoidalsalbe ohne Kortison.
Ganzheitsmedizinisch wird es oft notwendig sein, den Druck im Bauch zu behandeln, indem man die Ernährung korrigiert, natürlich eine Verstopfung bereinigt, auch die Verhältnisse im Darm durch Bakterienzüchtung verbessert, oder eine kleine Fastenkur einfügt; - Dinge in dieser Art.
In schweren Fällen wird einem eine Operation nicht erspart bleiben.

Hals-Entzündung siehe Angina, Grippe

Harnwegsinfekte siehe Blasen-Entzündungen.

Haut-Erkrankungen (siehe auch Akne, Allergie)

Hauterkrankungen sind natürlich kein eigenes Krankheitsbild. Daher wird diese Sache hier nur sehr allgemein besprochen.
Im Prinzip ist die Haut ein Organ zwischen „innen" und „außen". Daher werden mitunter auch Probleme einer Person, die sie zwischen der „Innenwelt" und der „Außenwelt" hat, dort auf körperlicher Ebene in Erscheinung treten.
Zum Beispiel verhält es sich so bei Allergien und bei der Akne oder „Wimmerln": wieso zum Teufel treten die Wimmerln nur im Gesicht auf?!?
Vom ganzheitsmedizinischen Standpunkt aus gesehen kommen die meisten Hautprobleme von Erkrankungen des Darmes. Häufig findet dann die Entgiftung durch die Haut statt, wenn im Darm die Vergiftung stattfindet.
Allergien auf der Haut (Ekzeme) treten gehäuft bei Leuten auf, die mit Protest auf ihre Außenwelt reagieren, die sich immer ein wenig im Kampfeszustand befinden. Es paßt ihnen dieses und jenes an anderen Menschen nicht, sie „reagieren empfindlich". Obwohl man als Patient in so einer Situation natürlich die anderen verantwortlich macht, liegt die Entscheidung immer bei der Person selbst, ob sie mit Gereiztheit und Protest der Außenwelt gegenüber reagiert oder nicht. Ich habe schon manches Ekzem verschwinden gesehen, nachdem die Person in ihrem Verhältnis zu anderen Menschen (oder einer bestimmten Person in ihrem Leben) einen Schwenk zum Guten hin gemacht hat.
Aber allergische Reaktionen auf der Haut entstehen wiederum gern dann, wenn im Darm falsche Bakterien wachsen und wenn Pilze dort sind.
In der Regel werden Hauterkrankungen also im Darm gemacht. Das bedeutet, daß der erste Ansatzpunkt zur Therapie von Hautkrankheiten im Darm zu finden ist: Hautkrankheiten - Darm behandeln!
(Alles übrige: siehe Ekzem, Akne, etc.)

Herz-Erkrankungen, Herz-Beschwerden

Natürlich gibt es medizinisch gesehen sehr viele unterschiedliche Herzerkrankungen. Aber in diesem Buch gehen wir eher vom Blickpunkt des Patienten an die Dinge heran, so daß der Leser ein Kapitel lesen kann, mehr darüber versteht, selber in der „Diagnose" ein Stück weiterkommt und vielleicht sogar dadurch weniger Beschwerden oder weniger Sorge hat, weil er es nun besser versteht.

Als erstes sollte man bei Herzbeschwerden oder Atemnot immer den Arzt aufsuchen, er wird die nötigen Schritte einleiten, um herauszufinden, ob Gefahr besteht. Man muß auch beachten, daß es zwar typische Herzbeschwerden gibt (Atemnot bei Anstrengung, Brennen über der Brust und in den linken Arm ziehend), - aber daß die echten Herzbeschwerden auch sehr maskiert sein können und als unklare Bauchschmerzen oder Rückenschmerzen oder Schulterschmerzen auftreten können! Also Achtung, hier kann eine „ungefähre Diagnose" lebensbedrohlich sein.
Wie sonst auch immer, gilt auch hier: akute Probleme - Schulmedizin, chronisch anhaltende Probleme - Alternativmedizin.

A) Unechte Herzbeschwerden: Jüngere Leute leiden zumeist entweder an „Herzrasen", Herz-Rhythmus-Störungen, oder an undefinierten Herzschmerzen - und damit verbundener Angst.
Das Problem dieser Patienten liegt zumeist darin, daß der Arzt nach genauen Untersuchungen sagt: „Sie sind gesund" oder ähnliches, was aber dem Patienten überhaupt nicht weiterhilft!
Wenn also keine medizinisch faßbare Erkrankung vorliegt, muß eine Alternative her: Fast immer trifft dann eine von folgenden zwei Möglichkeiten zu:
a) es kommt von der Wirbelsäule, oder
b) man hat in der Lebensführung etwas gravierend genug falsch gemacht, so daß die Beschwerden dort aufgetreten sind.
Zu Punkt a (siehe auch unter „Wirbelsäulen-Beschwerden"): suchen Sie einen Behandler auf, der mit den Händen die Wirbelsäule gut diagnostizieren und behandeln kann. Leider können es nur wenige Ärzte (in diesem Fall wären es Orthopäden, die man suchen muß). Meist ist man mit einem guten Masseur besser beraten, weil dieser gewöhnt ist, mit den Händen den Patienten anzugreifen.

Zu Punkt b: In den meisten Fällen hat ausgiebiger Zucker-Konsum zu einer Entleerung des Organismus an Mineralien geführt, so daß Herzbeschwerden, zumeist Unregelmäßigkeiten des Herzschlages, auftreten. Häufig wird auch viel Kaffee getrunken, was zu einem ständigen „Pusch“ führte, so daß etwas überreizt wurde und sich jetzt nicht mehr einklickt. Meist sind auch andere Symptome vorhanden (Müdigkeit, Nervosität oder andere Mißempfindungen). Die Handhabe ist eine Basis-Regeneration, wie an anderer Stelle beschrieben. Diese Patienten müssen sich auch darüber klar werden, daß sie keine Angst zu haben brauchen: sie haben die Angst bekommen, weil die Herz-Empfindungen sowieso mit Angst verbunden sind, sodann weil der Arzt nichts finden konnte, was weiter beunruhigend ist, und schließlich weil sie leider im Normalfall über lange Zeit mit dem Problem über längere Zeit alleingelassen worden sind. Und jetzt können sie nicht glauben, daß es so simpel ist und die Beschwerden auf einfache Art tatsächlich verschwinden können.
Aber es ist so simpel.

B) Ältere Leute können natürlich ebenfalls unter den oben beschriebenen Dingen leiden, meistens aber haben sich bei älteren Menschen andere Mechanismen breitgemacht, und meist sind auch medizinisch faßbare Erkrankungen vorhanden (echte Herzkrankheiten).
Da auch hier fast immer die allgemeine Gesundheit bergabgegangen ist und zu den Beschwerden beiträgt, kann man fast immer eine Basis-Regeneration machen und wird dadurch merkliche und anhaltende Verbesserungen erzielen (indem der ganze Organismus in besseren Zustand kommt)!
Wenn die Herzerkrankung nicht zu weit fortgeschritten ist, kann es sogar sein, daß die Beschwerden völlig verschwinden; man kann zwar nicht damit rechnen, daß die Person jetzt gesund ist, aber die Gesundheit hat sich damit so gesteigert, daß die Krankheit unter die Oberfläche geraten ist. In diesem Stadium ist es natürlich wesentlich, daß man sich mit diesem Erfolg nicht begnügt (es war ja nur die „Therapie vor der Therapie“!), sondern daß man jetzt die Krankheit selbst behandelt: dies ist natürlich in jedem Fall unterschiedlich und kann hier deshalb nicht abgehandelt werden.
Meistens liegt eine „Anschoppung“ oder eine „Arteriosklerose“ vor, bitte lesen Sie darüber im Kapitel „Arteriosklerose“ und im Kapitel „hoher Blutdruck“ nach. Dies gehört dann entsprechend behandelt.

Oft sind auch schulmedizinische Medikamente notwendig, weil die Zustände nicht rechtzeitig behandelt wurden und daher zu weit fortgeschritten sind. Speziell bei älteren Menschen wird man sich mit einer allgemeinen Verbesserung begnügen, weil das mit wenig Mühe von seiten des Patienten verbunden ist, und sie werden Medikamente nehmen müssen.
Jedenfalls muß ich betonen, daß man bei allen Arten der Herzerkrankungen zumeist gute Erfolge mit einer (zusätzlichen) Alternativmedizin erzielen kann; eigentlich ist es keine Alternativmedizin, sondern Medizin: denn zum einen war die bisherige Behandlung nur Chemie, zum anderen hat keine tatsächliche medizinische Behandlung (der Ursachen) stattgefunden. Also macht man eigentlich keine Alternativmedizin sondern Medizin, - nämlich wie sie sein sollte.

Alle möglichen anderen Dinge können zu Herzbeschwerden führen, so wie zum Beispiel Darm-Probleme, Blähungen, etc.; aber das gehört zu einer ganzheitlichen Diagnoseführung, bezogen auf jeden einzelnen vorliegenden Fall.

Heiserkeit

Wenn man nach einer Grippe oder im Rahmen einer Infektion heiser ist, so gehört das einfach dazu.
Wenn die Heiserkeit jedoch anhält, so sollte man prüfen, ob man nicht die Grippe so behandelt hat, daß man das Immunsystem unterdrückt hat, so daß sie nicht wirklich vorbei ist, sondern daß die Symptome gekappt worden waren und der Infekt jetzt „weitergrundelt“. Dies kann alle möglichen Erscheinungen zur Folge haben, aber eben auch nur Heiserkeit.
In diesem Falle muß man eine Basisregeneration machen, um das Immunsystem wieder instandzusetzen, so daß es die Krankheit beenden kann.
Sollte die Heiserkeit ohne Infekt auftreten oder sich nicht legen, muß man bald den HNO-Arzt aufsuchen, denn es könnte etwas Schlimmeres dahinterstecken.

Ist das alles nicht der Fall, dann sollte man daran denken, daß auch unterschwellige Allergien oder Unverträglichkeiten eine trockene Reizung der Schleimhäute ausüben können!
Auch Klimaanlage, Rauch, Staub, Gifte in der Luft, ... können das auslösen.

Heuschnupfen

Im Prinzip: siehe „Allergien".
Meist ist man auf Pollen, Tierhaare, Hausstaubmilben, etc. allergisch. Man weiß es zumeist als Patient ohnehin, aber eine schulmedizinische Austestung schafft mehr Klarheit.
Im akuten Stadium würde ich dennoch nicht gleich mit Kortison und derartigen starken Sachen auffahren, außer wenn der Zustand untragbar ist. Es helfen auch bisweilen: Homöopathie (Kombinationsmittel, Formica, Luffa,...) Akupunktur, Bachblüten-Notfall-Tropfen, Bioresonanz-Therapie.

Will man der Krankheit überhaupt zuleibe rücken (=Ursachen behandeln), ist man gut beraten, dies nicht in der Saison der Allergie (z.B. bei Pollenflug) zu machen, sondern eine ruhige Zeit abzuwarten.
Die Therapie sollte sich in zwei Abschnitte teilen: a) sollte eine Art Basis-Regeneration gemacht werden, weil ja meist das Immunsystem und die generellen Verhältnisse ebenfalls abgeglitten waren, so daß die Krankheit auftreten oder sich breitmachen konnte. Ein verbessertes Immunsystem und verbesserte grundsätzliche Verhältnisse bilden dann die Basis für gute Heilmöglichkeiten. Man darf dabei die Darmflora nicht vergessen, meist ein wichtiger und vergessener Punkt bei den Allergien. b) Erst jetzt sollte eine spezifische Anti-Allergie-Therapie gemacht werden. Nach Theurer (Allergostop), Symbioflor-Antigen, Bioresonanz-Therapie sind funktionierende Methoden. Von anderen Arten der Eigenblut-Behandlung und auch von der Urin-Therapie wird Erfolg berichtet.
Desensibilisierung („Hyposensibilisierung") funktioniert meist nur, wenn man lediglich auf ein bis zwei Dinge allergisch reagiert.

Hormon-Störungen

Hormonstörungen können vielfältige Symptome haben. Es ist nicht leicht, hier generelle Ratschläge zu geben, weil die Umstände bei jeder Patientin sehr verschieden sind und daher die Therapien immer sehr unterschiedlich sind.

Das Hormonsystem ist bei weitem nicht erforscht, - es ist die größte Lücke in der derzeitigen Medizin. Mit rasch verordneter „Hormon-Therapie“ macht man daher (nach meiner Ansicht) allzu leichtfertig Eingriffe in ein System, das man als Ganzes nicht versteht.

Seit man uns die Frischzellen-Therapie verboten hat, sind uns die Hände ziemlich gebunden. Das dient der Pharmaindustrie, aber nicht den Patienten. Durch den sinnvollen Einsatz von Frischzellen konnte man die körpereigenen Schwächen des Hormonsystems ausmerzen und in Ordnung bringen, ohne den Fehler im System genau zu kennen.

Hauptsächlich betrifft dieses Kapitel die Frauen:

a) Manche junge Frau hat von Anfang an Hormonstörungen, so daß die Regel von Beginn an gar nicht, selten oder unregelmäßig kommt. Die Abhilfe sind nicht der Ersatz des eigenen Mangels durch künstliche Hormone, denn so wird der körpereigene Mangel nur kurz überspielt, aber keineswegs behoben. So bleibt von ganzheitsmedizinischer Seite ein generelles Mobilisieren der Körper-Vorgänge, mit der Hoffnung, daß auch die Hormon-Organe mobilisiert werden (Basis-Regeneration, kleine Eigenblut-Injektionen, Ozon, etc.), was auch meistens relativ gut gelingt.

Wenn andere Symptome da sind (wie Müdigkeit, niedriger Blutdruck, ...), dann sollte immer zuerst eine Basisregeneration gemacht werden.

Es helfen sodann gute Einzelmittel-Homöopathie, chinesische Akupunktur oder Akupunkt-Massagen und energetische Massage-Methoden.

b) Wenn man eine Weile die Pille genommen hat, kann es sein, daß das Hormonsystem nicht mehr auf Trab kommt, weil es das gar nicht mehr gewöhnt ist. Im Grunde ist in diesem Fall das Vorgehen das gleiche wie bei Punkt a).

c) Der „Wechsel“ (Klimakterium) ist die zweite große Umstellung im Hormonsystem der Frau.

Wenn die Gesundheit generell bereits untergraben ist, werden die Wechselbeschwerden aus diesem Grunde schwerer sein, als wenn die

Person ihre Gesundheit gepflegt hat (daher hilft „Basis-Regeneration“ in solchen Fällen immer zu einem guten Teil). Auf diese „Therapie vor der Therapie“ aufgepfropft helfen aus der „alternativmedizinischen“ Küche Einzelmittel-Homöopathie (zum echten Homöopathen gehen), Komplexmittel-Homöopathie (einige Mittel aus der Apotheke probieren), Akupunktur (eher zu einem Chinesen gehen), Akupunktmassagen oder ähnliche energetische Massagen, Urin-Therapie (nicht jedermanns Sache), vielleicht auch Kräuter und Tees.

Wenn man Gelegenheit hat, echte Frischzellen zu bekommen (Hypophyse, Ovar, etc.), dann ist diese Behandlung sehr empfehlenswert.
Heute wird fast schon jede Frau in dieser Phase auf Knochendichte untersucht, und es wird daraufhin fast jeder Frau Hormon-Therapie verschrieben. In ähnlicher Weise hat die Pharma-Industrie auch andere „Marktlücken“ durch geschicktes Marketing erschlossen.
Es ist allerdings richtig, daß manche Frauen an Knochenschwund (Osteoporose) litten, welcher möglicherweise durch Hormongaben hintangehalten hätte werden können. Das heißt: die Hormone haben oft tatsächlich mit der Osteoporose zu tun. Aber man muß verstehen, daß diese Untersuchungen bei Menschen unserer kränkelnden Zivilisation gemacht wurden, wo der Gesundheitszustand untergraben ist, wo die Ernährung unnatürlich ist und wo der Mineralienhaushalt schlecht war.

Es scheint mir überspitzt, daß die Frauen ab 50 bis zu ihrem Lebensende Hormone brauchen, und daß man nur bei jenen Frauen, die Brustkrebs entwickeln, dann die Hormone überstürzt absetzt.
Ich glaube noch immer, daß ein gesunder Organismus im Prinzip nicht anders kann, als gesund zu sein, wenn er gut „gehalten“ ist, - und daß er keine dauernde Medikation braucht, um gesund zu sein.

Jede Frau muß wissen, was sie möchte; manche haben derartig schlimme Probleme im Wechsel, daß es sicherlich für sie die bessere Lösung ist, Hormone einzunehmen. Manche Patientinnen werden bereits früher zu diesem Kompromiß greifen, manche werden Hormone striktest ablehnen. Ich halte den gesundheitsgefährdenden Faktor der Hormone (als Medikamente) für relativ gering. Die Entscheidung muß die Patientin treffen, indem sie diese (und andere) Informationen als Entscheidungshilfe benutzt.

Hörsturz, Ohrensausen

Das ist eine Erkrankung, bei welcher man plötzlich nichts mehr hört, stattdessen irgendwelche Ohrgeräusche oder Töne auftreten. Oft tritt aber nur ein Ohrgeräusch auf. In den meisten Fällen ist es kreislaufbedingt, indem die Durchblutung des Innenohrs plötzlich zu gering ist.
Im ersten Augenblick, wenn man so etwas spürt, sollte man gleich seinen Kreislauf in Schwung bringen, indem man etwa aufspringt und sich sogleich niederbeugt und Turnübungen macht, auch schnell einen halben Liter Wasser trinkt. Dadurch kann die gestörte Durchblutung möglicherweise sofort behoben werden, so daß es nur eine ganz kurze, passagere Durchblutungsstörung war und sich alles sofort wieder rückbilden kann. Wenn diese Maßnahme nicht innerhalb von Minuten hilft, sollte man möglichst bald in medizinische Behandlung gehen.
Wir haben ja im Rahmen dieses Buches die Faustregel: im akuten Fall zum Schulmediziner, im chronischen Fall zum Ganzheitsmediziner. In diesem Falle würde ich das nicht 100%ig gelten lassen. Mit einer sofortigen Ozon-Behandlung sind die besten Resultate berichtet worden; aber das scheitert zumeist daran, daß dies nicht bekannt ist und daran, daß dies nicht immer und überall gleich erhältlich ist. Aber auch schulmedizinische Behandlung ist dann umso erfolgreicher, je früher sie angesetzt wird.
Wenn sie allerdings nicht gleich hilft, sollte man nicht trödeln, sondern so bald wie möglich eine Ozon-Therapie, Neural-Therapie, Akupunktur oder ähnliche Verfahren machen, die ich für geeigneter halte als die schulmedizinischen.
Wenn die Sache chronisch geworden ist, läßt sie sich meist nicht mehr aufheben, nur in einem geringen Prozentsatz. Gute Verfahren sind: Vitamine, Ozon-Therapie, Akupunktur, Neural-Therapie, Chelat-Therapie.
Oft sind diese Symptome Zeichen von fortschreitender Arteriosklerose, so daß man gleich beginnen sollte, auch diese rechtzeitig zu behandeln (siehe dort).

Husten siehe Bronchitis

Hypertonie sieher Blutdruck, hoher

Hypotonie siehe Blutdruck, niedriger

Impfungen

Ich werde diese Frage nur allgemein beantworten. Zum einen natürlich deswegen, weil man jeden genauen medizinischen Rat immer nur auf den jeweiligen Patienten beziehen kann, zum zweiten deswegen, weil der Patient immer in Eigenverantwortung handeln muß: um das zu können, braucht er Informationen. Hier sind die meinen:
Im Prinzip ist das Impfen ein Einpflanzen einer chronischen Krankheit, um eine akute zu verhindern.
Wie schon mehrfach erwähnt, zielt die Schulmedizin auf das Behandeln akuter Erkrankungen ab, und sie wird daher im Prinzip Impfungen sehr befürworten, weil für sie die chronische Krankheit oder ein Impfschaden nicht ins Gewicht fällt. Das liegt sozusagen in der Natur der Sache, und außerdem steht die Pharmaindustrie mit ihren Informationskampagnen dahinter.
Für uns Ganzheitsmediziner sind kleine chronische Krankheiten das Wichtigere, weil wir ständig damit zu tun haben. Von unserem Blickpunkt ist jemand umso kränker, je mehr chronische Krankheiten er hat.
Die Wahrheit liegt wohl in der Mitte: wenn eine Krankheit sehr gefährlich ist (so wie Kinderlähmung und die „Zecken-Meningitis“) und wenn man Angst oder Befürchtungen hat, dann sollte man sich impfen lassen.
Wenn eine Krankheit ungefährlich ist und ein gesundes Immunsystem normalerweise leicht damit fertig wird (z.B. Kinderkrankheiten), so sollte man den Organismus diese Krankheiten lieber besiegen lassen, anstatt das Immunsystem chronisch zu belasten.
Manche Menschen leben in ständiger Angst, die Krankheit zu bekommen (und die Industrie fördert diese), so ist es besser, durch eine Impfung vorzusorgen und sich so zu beruhigen.
Nach meiner Information ist z.B. selbst in zeckeninfizierten Gebieten nur jeder 10.000ste Zeck infiziert und daher gefährlich. Die Gefahr ist also geringer als man glaubt.

Es gibt noch zwei Blickpunkte zu beachten:

1) heute wird meist geimpft, ohne zu schauen, ob das Immunsystem dazu bereit ist. Viele Menschen, besonders Kinder, neigen zu Krankheiten und häufigen Infektionen. Das bedeutet, daß das Immunsystem geschwächt ist. Dann sollte man nicht impfen, weil dies viel eher in Impfschäden ausarten kann. Leider ist es sogar umgekehrt: weil Ärzte meinen, daß mit dem Impfen das Immunsystem besser wird, impft man sogar zu dem Zweck, daß die Infekt-Anfälligkeit zurückgeht. Das ist natürlich völlig verkehrt.

Zuerst sollte das Immunsystem in Ordnung gebracht werden (siehe „Infektanfälligkeit“, „Infektanfälligkeit bei Kindern“)!
Dadurch braucht man schon einmal viel weniger Angst vor Krankheiten zu haben (z.B. Grippe, Kinderkrankheiten, ...), weil der Organismus ja so ausgelegt ist, daß er damit fertig wird.

Dann erst soll man wählen, wogegen man sich impfen läßt (siehe oben). Es hat zum Beispiel gar keinen Sinn, sich gegen Grippe impfen zu lassen: das Grippe-Virus ändert sich ständig und immer kommt ein anderes daher. Wenn der Impfstoff gegen das eine Virus fertig ist, ist dieses Virus längst verschwunden. Die Chance ist also sehr gering, daß man gegen das richtige Virus impft.

Es ist wesentlich wertvoller, sein Immunsystem aufpeppeln zu lassen: die Patienten, die das gemacht haben, erzählen immer wieder, daß sie entweder die einzigen waren, die sich nicht angesteckt hatten (obwohl die ganze Familie krank war), oder daß die Krankheit kurz und schnell ohne Probleme vorbeigegangen ist.

Das gilt auch für ältere Leute, bei welchen die Grippe eine große Belastung sein kann. Ein gutes Immunsystem ist die beste Investition.
2) Kinder (auch Erwachsene) neigen immer häufiger zu Allergien und sind infektanfällig. Das heißt, sie sind bereits chronisch krank. In diesem Stadium rate ich von Impfungen ab, weil ich gehäuft negative Effekte beobachten konnte, nämlich a) plötzlich mehr Allergiebereitschaft und erhöhte Krankheitsbereitschaft und b) Impfschäden im Sinne einer kleinen chronischen Krankheit, die derjenigen ähnlich ist, gegen die die Impfung wirken hätte sollen. (Man muß verstehen, daß Impfungen unterschwellige, chronische Krankheiten sind. Wenn man bereits chronisch krank ist, dann kann das Faß überlaufen und es wird sozusagen „überschwellig“.)

Die Impfschäden sind sehr schwer zu behandeln. Sie sind ja gewollte Infektionen. Ich habe mehrfach erlebt, wie diese bedauernswerten Menschen von den Institutionen als „Spinner“ abgelehnt wurden, und daß man ihnen sagte, es gebe keinerlei Beweise, daß dies tatsächlich ein Impfschaden sei. Man hat das Leiden des Patienten auch nicht als einen Impfschaden registriert und weitergeleitet.

Also: nicht zuviel impfen, und wenn: dann nur wenn die Gefahr groß ist (persönliche Sicht des Patienten miteinbezogen) und: wenn das Immunsystem in Ordnung ist.

Infekt-Anfälligkeit

A) allgemein:
Die Infekt-Anfälligkeit ist ein typisches Zeichen von „herabgesetzter Gesundheit“ und herabgesetztem Immunsystem.
Bezüglich des Immunsystems sollte man bedenken, daß dieses aus zwei „Abteilungen“ besteht:

1) aus dem inneren Immunsystem des Organismus und
2) aus der Beschaffenheit der Bakterien (Symbionten).

Zu Punkt 1: Den herabgesetzten Gesundheitszustand mit dem herabgesetzten Immunsystem bringt man am besten mit einer Basis-Regeneration in Ordnung (Bei Kindern: siehe unten.).
Zu Punkt 2) Bei der Aufforstung der Bakterien muß man beachten, wie lange und wie schwer ein schlechter Bakterien-Zustand bereits vorgeherrscht hat. Im allgemeinen genügt es bei Erwachsenen, Symbioflor I über einen Monat und Hylak forte über 2 Monate zu geben. Andere mögliche Präparate sind Omniflora oder Prosymbioflor. Symbioflor I besiedelt mehr den oberen Trakt (Mund-Rachen-Nase, etc.), wo ja der Infekt meist stattfindet.

B) Die Infekte können an verschiedenen Orten stattfinden, chronisch werden oder immer wieder kommen.

Im Grunde gilt das Obige jedesmal als Grundsatz-Therapie. Oft genügt diese Behandlung ganz alleine, um auch chronisch gewordenen Erkrankungen (Nebenhöhlen-Entzündungen, Hals-Entzündungen,

Mandel-Entzündungen, Mittelohr-Entzündungen) auszuheilen. Wenn der Zustand jedoch schon „alteingesessen“ ist und sozusagen bereits zum „Normalzustand“ geworden ist, dann genügt dies nicht; dann muß man zusätzlich Neural-Therapie, Akupunktur, Kräuter-Behandlungen... oder andere Therapien machen. Dies ist dann von Fall zu Fall verschieden und kann hier nicht besprochen werden.

Aber bitte vergessen Sie nicht, daß jene Maßnahmen unter dem Kapitel „A)“ die grundlegenderen sind, daß sie die „Therapie vor der Therapie“ sind, und daß man daher mit einer spezifischen Behandlung (wie zum Beispiel Homöopathie oder Akupunktur) ein Haus auf sandigem Boden zu bauen versuchen würde, wenn man nicht vorher die Selbstheilungskräfte mobilisiert.

Infekt-Anfälligkeit bei Kindern

Auch hier: das Immunsystem besteht wie oben aus 1) und 2).

Zu 1: Bei Kindern wird man bei der „Basis-Regeneration“ keine Injektionen machen, sondern nur eine Umstellung der Ernährung, so daß sie keinen Zucker zu sich nehmen. Das ist im ersten Augenblick kein beliebtes Manöver bei den Kindern, aber glauben Sie mir: es gibt keine Gesundung ohne daß der Zucker eliminiert wird, - Sie brauchen es gar nicht erst zu versuchen. So wie man Kinder zu übermäßigem Süßgeschmack erzogen hat, wird man sie wieder entwöhnen müssen, was zugegebenermaßen der schwierigere Part ist.

Eltern tun sich oft nicht leicht damit, die Kinder „umzuerziehen“. Ich persönlich habe kaum Schwierigkeiten damit: Ich wende folgenden Trick an: ich sage: keinen Zucker, keine Süßigkeiten für 4 Wochen (oder 6 Wochen). Ich erkläre den Kindern, was das bedeutet und wozu das ist. Sobald sie es auf diese begrenzte Zeit akzeptiert haben, lasse ich mir einen Handschlag darauf geben: Sie können sich auf nichts besser verlassen als auf das Ehrenwort eines Kindes!

Nach der abgelaufenen Zeit schmeckt ihnen der Zucker und das Süße ohnehin nicht mehr. Oft sind sie begeisterte Zucker-Verweigerer geworden. Danach macht man sich halt eben aus, daß es jetzt einmal pro

Woche erlaubt ist, - oder je nach Situation. - Kein Problem, speziell wenn die Eltern mitmachen.
Man darf jedoch nicht in den Fehler verfallen, daß die Verantwortung über „Zucker ja oder nein“ bei den Eltern liegt! - Nein, man muß die Verantwortung in die Hände der Kinder legen, etwa sogar als ein Spiel, und dann geht das besser als bei jedem Erwachsenen.
Als zweiten Baustein gebe ich Kinder-Vitamine nach einer bestimmten Formel, die es bei uns leider nicht im Handel gibt. Ich lasse sie daher fertigen.

Zu Punkt 2: Um die Bakterien-Flora aufzuforsten, gebe ich bei Kindern meistens Symbioflor I. Man muß es oft bis zu 6 Wochen geben, oder sogar länger, dann aber mit Unterbrechungen.

Mit diesen simplen Maßnahmen ist so ziemlich jede Infektanfälligkeit weg. Kinder haben dann eine Chance, gesund aufzuwachsen.
Sie brauchen dann nicht mandeloperiert zu werden und sie brauchen nicht blinddarmoperiert zu werden (weil die Bakterien jetzt ja stimmen).
Und sie werden ein gesünderes Empfinden entwickeln, welche Nahrungsmittel für sie gut sind und welche nicht. Sie werden lebendiger sein (nicht so faul), sie werden wesentlich weniger mißmutig sein, und sie werden in späterer Folge weniger zu Drogen tendieren.

Krampfadern

Krampfadern sind Venen, die ausgeweitet sind.
Normalerweise haben Venen eine gewisse Größe und eine gewisse Wandstärke, so daß das Blut darin anstandslos nach oben (bzw. in Richtung zum Herzen) transportiert werden kann.
Wie man weiß, kommen die Krampfadern hauptsächlich an den Beinen vor, weil ja dort der Druck am größten ist: je weiter unten, umso mehr Blutsäule lastet darauf, und umso mehr Gegendruck muß überwunden werden, damit das Blut trotzdem nach oben weitertransportiert werden kann.
Sitzen, wenig Sport, zu dickes Blut, Mineralien- und Vitaminmangel fördern das Entstehen von Krampfadern, - Sport und gute Ernährung fördern starke Venenwände und anstandsloses Transportieren.

Wenn einmal eine Krampfader entstanden ist, ist sie kaum mehr zu einer gesunden Vene zurückzuverwandeln. Innerhalb der Venen gibt es nämlich sogenannte Klappen; - das sind kleine Ventile, die zwar das Blut in Richtung Herzen durchlassen, den Rückfluß jedoch verhindern. Wenn die Vene dicker wird, schließen diese Ventile nicht mehr dicht, so daß jetzt der Rückstau beginnt. Durch die jetzt vermehrte Last kann die nächste Klappe auch nicht schließen und im Nu sind alle Klappen der ganzen Vene außer Gefecht. Jetzt dehnt sich die Vene aus und wird zur dicken Krampfader.

Die Krampfader ist nicht nur ein kosmetisches Problem, sondern auch ein medizinisches: Weil das Blut nicht richtig zurückfließt, bleibt es stehen und kann Blut-Gerinnsel („Venen-Thrombose") bilden, die dann die Vene gänzlich verstopfen, und die schließlich entzünden können (Venen-Entzündung).
Durch die Thrombose wird die Vene kaputt. Dies ist nicht ganz so schlimm, weil andere Venen die Arbeit übernehmen können und werden. Aber diese Blutgerinnsel können verschleppt werden und würden auf diese Art in die Lunge gelangen, was gefährlich ist.
Deshalb stellt eine Krampfader eine gewisse Gefahr dar und sollte beizeiten behandelt werden: veröden oder herausoperieren.
Es gibt Fachleute, die in einem Bein, welches von einem Geflecht von überlasteten Venen gepeinigt wird, diejenige Vene herausfinden können, welche operiert werden muß, so daß die anderen nicht mehr an Überlastung leiden.
Heute werden die Venen mittels Giften verödet, weil das von der Pharmaindustrie angeboten wird. Die natürlichste und komplikationsloseste Art der Verödung geschieht jedoch durch eine Kochsalzlösung. Dies ist so natürlich, daß man sich nicht vor Nachfolge-Entzündungen zu fürchten braucht, weil es ja kein künstliches Giftmittel ist, das der Körper mittels Entzündung bekämpfen würde.

Krebs

Bei keiner Erkrankung wird die medizinisch-pharmazeutisch-industrielle Maschinerie so augenfällig, wie bei der Behandlung der Krebs-

Erkrankten. Hunderte Milliarden Dollar werden jährlich durch Krebs-Therapien eingespielt, - die unter dem Strich fast überhaupt keine Lebensverlängerung bringt, sondern - leider ganz im Gegenteil - eine starke Belastung und eine herabgesetzte Lebensqualität der Erkrankten.
Ich habe viele Jahre gebraucht, um all das Schön-Gerede und das wissenschaftliche Getue abzustreifen, so daß die nackten Tatsachen übrig geblieben und ans Tageslicht gekommen sind: die heutige schulmedizinische Krebs-Therapie-Maschine dient nicht wirklich dem Patienten, sondern jemand anderem.
Wieder gilt es zu betonen, daß Ärzte nicht die bösen Buben sind, sondern sie sind die Verblendeten und die Werkzeuge.
Leider werden die betroffenen Menschen zu Horden unter dem Deckmantel „wissenschaftlicher Notwendigkeit“ in diese Maschinerie hineingetrieben, verarbeitet, um dann am Ende in einem Zustand ausgespuckt zu werden, wenn absolut keine Therapie mehr greift.
Nach schulmedizinischen wissenschaftlichen Untersuchungen, die natürlich nicht verbreitet werden, gibt es keinen Beweis dafür, daß man mit Chemotherapie länger lebt als ohne jede Therapie. Der einzige Unterschied wäre dann nur, daß die Therapie nicht gemacht worden wäre.
Jene Therapie nämlich, die wir alle gemeinsam bezahlen, und wo das Geld automatisch (durch das „Sozialsystem“) vom Volk durch die Regierung an die Pharmaindustrie abgeliefert wird.
Obwohl es freie Arztwahl gibt und obwohl der Patient rechtlich über seine Therapieart entscheidet und sie wählt, wird ihm nur diese Therapie bezahlt, aber nicht eine andere, wenn er sie wählen würde!
Und es gibt andere Therapien.
Aber Achtung: wie in jedem Fall, so ist es auch hier: Jede Therapie hat ihre Berechtigung, und bei jedem Patienten sollte die sinnvollste Therapie-Abfolge zusammengestellt werden, die für ihn/sie am vielversprechendsten ist!
Eine „Maschinerie“, wie sie heute existiert, ist daher medizinisch gesehen überhaupt falsch.

Wenn man in der unglücklichen Lage ist, eine Krebs-Erkrankung zu bekommen, so sollte man gleich zu anfang zu einem Arzt gehen, der mehr als nur die schulmedizinische Routine kennt.
Dort sollte man sich darüber erkundigen, was es für Möglichkeiten gibt, und wie die Chancen mit diesen Möglichkeiten stehen.

Man sollte sich nicht überreden, bedrohen oder überfahren lassen, die eine oder andere Methode machen zu müssen, so wie es die Schulmediziner heute leider tun dürfen, was aber ungesetzlich ist.
Man darf auch nicht den wichtigen Umstand übersehen, daß der Patient selber sehr, sehr viel zu seiner Genesung oder Nicht-Genesung beiträgt. Wenn jemandem also ein bestimmtes Vorgehen sehr zusagt, so wird er als Patient so viel persönliches Engagement darein legen, daß die Behandlung auch entsprechend erfolgreich sein wird. Dies gilt ebenso für schulmedizinische Verfahren, wie für andere.
Wie bei jeder anderen Krankheit gilt auch hier der Grundsatz: Schulmedizin für akute Zustände, Ganzheitsmedizin für die chronische Seite der Erkrankung.
Krebs hat auch tatsächlich diese zwei Seiten: Erstens gibt es einen Tumor (="Geschwulst, Gewächs, Schwellung") und zweitens gibt es den Organismus, der den Krebs zugelassen oder gar herbeigeführt hat. Ersteres gehört rasch behandelt (z.B. Operation, Akutmedizin), letzteres muß aber den natürlichen Gesetzen des Organismus konform repariert werden!
Der springende Punkt bei der Entscheidung über seine eigene Therapie liegt darin, ob man es dem eigenen Immunsystem anvertraut, den Krebs zu besiegen oder zumindest in Schach zu halten, oder ob man es dem Organismus ein für allemal aus der Hand nimmt, und der ärztlichen oder zumeist der chemischen Therapie überläßt, ob sie wirkt oder nicht.

Schulmedizinische Verfahren:

Operation: Die Operation ist meist eine notwendige Sache. Entweder der Operateur schafft es, den gesamten Krebs zu entfernen, - dann hat man sehr viel Glück gehabt (dann braucht man nur mehr den Organismus allgemein in Ordnung bringen, etwa mit einer simplen „Basis-Regeneration" oder ähnlichen Maßnahmen.). Oder - wenn es nicht möglich ist, alles zu entfernen, so bringt es dem Organismus doch große Erleichterung, wenn möglichst viel Tumor-Masse entfernt wurde. Also auch dann ist eine Operation meist sinnvoll. Im Anschluß daran eine gute biologische Therapie zu machen, bringt oft den Körper in die Lage, den restlichen Krebs unter Kontrolle zu halten, oder ihn sogar selber zu eliminieren (durch sein wiederhergestelltes Immunsystem).
Bei alten Leuten würde man jedoch zum Beispiel von einer Operation absehen, wenn man ohnehin nicht alles entfernen kann, weil die

Operation selbst ein zu belastender Eingriff wäre. - Man muß es also in jedem Fall eigens abschätzen und eigens bewerten.
Einen kleinen Krebs kann man auch mit einer guten biologischen, naturmedizinischen, ganzheitlichen Therapie wegbekommen. Ich muß Ihnen das sagen, weil es stimmt. Aber es trifft nur auf Patienten zu, die diese Behandlung mit voller Überzeugung und von sich aus tun wollen (=mitarbeiten).

Chemotherapie: Kein kranker Organismus wird dadurch gesund, daß man ihn noch zusätzlich vergiftet. Nur sehr sehr selten kann man annehmen, daß eine Chemotherapie einen Krebs ausgemerzt hat. Man kann es ohnehin nie beweisen, denn die Chemotherapie folgt einer Operation. Dann kann man nie sagen, ob der Operateur nicht doch alles erwischt hatte, so daß es gar nicht die Chemo war, die die Heilung herbeigeführt hat. Aber wenn auch Chemotherapie in einzelnen Fällen von „üblichem“ Krebs hilft, so wird dennoch diese Tatsache dadurch beschwert und überschattet, daß in den meisten Fällen die Chemo mehr eine Belastung ist als eine erfolgreiche Behandlung.
Nach meiner bisherigen Erfahrung würde ich eine Chemotherapie nur dann in Erwägung ziehen, wenn der Krebs wächst und wächst und keine andere Therapie hilft. Als Notmaßnahme, als Akut-Maßnahme sozusagen. Als letzte Chance.
Zur Geschichte: Man sollte wissen, daß sich die Chemotherapie aus der chemischen Kriegsindustrie entwickelt hat. Man hat bemerkt, daß mit diesen Giften die weißen Blutkörperchen absterben und sich keine neuen bilden. Das blutbildende System wurde ruiniert. Es wird berichtet, daß Mobil-Oil wegen des Kautschuk ein Bündnis mit der nazi-deutschen Kriegsindustrie geschlossen hat, so daß nach dem Krieg alle jene Patente in eine Tochtergesellschaft der Öl-Industrie geraten sind. Man hatte schon vor dem Krieg durch diese Geschäftsverbindung an Kranken experimentiert und festgestellt, daß natürlich auch bei Leukämie-Patienten (die an einer krankhaften Vermehrung der Blutkörperchen leiden) das blutbildende System durch jene Gifte (Senfgas) ruiniert wurde. Die Zahl der Blutkörperchen sank rapide, man freute sich sehr und ließ den großartigen wissenschaftlichen Durchbruch durch die Presse groß verbreiten. Der Patient verstarb natürlich bald. (Ref.: „The Cancer Industry“, Ralf W. Moss)
Mit diesem „Erfolg“ und der medialen Verbreitung davon war auch das Kapitel „neue Hoffnung in der Krebs-Therapie“ eröffnet, mit der man seit

50 Jahren alle paar Wochen den Eindruck erweckt, man sei jetzt nahe daran, den Kampf gegen den Krebs endgültig zu gewinnen (man braucht nur zu spenden).
Die Chemotherapie hat sich in der Folge nur als wirksam bei Leukämie und ähnlichen krebs-artigen Krankheiten des blutbildenden Systems (Leukämie, Lymph-Krebs) herausgestellt, und es hat sich die Hoffnung nicht bewahrheitet, daß dies auch für die normalen Krebsarten gilt (sog. epitheliale Tumore). Unter „Krebs" versteht man normalerweise jene letzteren.

Eigentlich hat sich im Vergleich zu damals nicht viel verändert: es stehen große industrielle Interessen dahinter, und die Chemotherapie hat nur bei 4 bis 5 seltenen Krebsarten eine positive Wirkung, so daß man echte Heilungsaussichten hat.
Dies gilt wie gesagt für gewisse Arten von Leukämie, eine gewisse Art von Lymph-"Krebs", eine Art von Hoden-Krebs und für den Wilms-Tumor (Olivia). Alle anderen Krebs-Arten (also 95%) sind sehr resistent gegenüber Chemotherapie. In der Regel spricht Chemo nur bei jedem 5 Krebs an; das bedeutet, daß der Krebs in 4 von 5 Fällen nicht einmal darauf reagiert. Wenn er jedoch reagiert (also ca in 1 von 5 Fällen), so verliert die Chemo zumeist nach der 3 oder 4 Behandlung ihre anfängliche Wirkung, danach hört die Wirkung auf. In diesen Fällen (wo die Chemotherapie anspricht) kann man einen Krebs daher auch nur eine gewisse Zeitspanne verkleinern oder aufhalten. Danach würde er wieder wachsen, leider oft sogar etwas rascher als zuvor.
Mit anderen Worten: bei 20 % hilft die Chemotherapie, und das nur auf kurze Zeit.
Bei dieser Erfolgsrate würde ein Kranker so eine Therapie von sich aus nicht wählen.
Daher wird es verständlich, daß man so eine Therapie nur dadurch aufrechterhalten kann, indem man diese Dinge nicht an die Öffentlichkeit kommen läßt, dem Patienten nicht die Wahrheit sagt, ihm Heilung verspricht (falsches Heilversprechen), ständig durch medizinische Zeitschriften Lobeshymnen verbreitet, andere Therapien (Patente) entweder aufkauft oder durch Medienkampagnen vernichten läßt, und - nicht zuletzt - andere dafür bezahlen läßt (denn der Patient würde diese Therapie nicht kaufen, wenn man ihn tatsächlich aufklären würde, wie es das Gesetz eigentlich vorschreibt).

Ich will diese Therapie hier keineswegs verteufeln, aber sie sollte zweifellos zu jener Größe zurechtgestutzt werden, die ihr zukommt: Sie bringt nur in manchen Fällen mehr als sie schadet.

Radioaktive Bestrahlung: Mit dieser kann man zweifellos Gewebe vernichten; so kann man auch Krebsgewebe vernichten. Wenn man dabei alles erwischt, hat man Glück gehabt. Ich kenne solche Fälle. Bestrahlung hat immer dann einen Sinn, wenn man sich sicher ist, daß der Krebs sich an einem bestimmten Ort befindet und nirgends anders. Oder: man macht die Bestrahlung nicht zum Zwecke der Ausheilung sondern nur um Schmerzen zu lindern (indem man den Tumor nur verkleinert). In diesen zwei Fällen ist sie zweckmäßig.
Sonst gibt es nur noch seltenere Therapie-Methoden der Schulmedizin, wie zum Beispiel Interleukine, etc. Dies sind ursprünglich Botenstoffe des Organismus, welche Meldungen innerhalb des Immunsystems transportieren. Leider läßt auch hier die Medizin von der Pharmaindustrie leiten, die nur dann etwas vorwärtstreibt, wenn es patentierbar ist, wodurch sich etwas verdienen läßt. Das heißt: eine künstliche und eine neue Sache kann man patentieren; - wenn es sich jedoch um eine natürliche Substanz handelt, so kann man diese nicht patentieren, da sie ja schon da ist. (Sollte sich also im Laufe von Forschung herausstellen, daß eine natürliche Substanz zur Krebsheilung beiträgt oder sich damit etwas machen läßt, so ist sie für die Pharma-Industrie uninteressant, ja sogar möglicherweise geschäftsschädigend.) Man würde also an einer natürlichen Substanz so lange herumtüfteln, bis man etwas erzeugt hat, das chemisch verändert wurde, so daß man es jetzt zum Patent anmelden und geschäftlich ausnützen kann. Möglicherweise wirkt die Substanz dann nicht mehr so, wie die natürliche, aber das ist immer noch besser, als kein Patent zu haben (aus Sicht der Industrie).
Jedenfalls gibt es eine ganze Reihe von Impfstoffen gegen Krebs, die ausgezeichnete Resultate vorweisen; aber diese Dinge sind nicht pharmazeutischer Natur sondern medizinischer Natur. Der Arzt nimmt das Blut ab, er macht etwas damit, usw., mit anderen Worten: er arbeitet medizinisch. Daraus sind jene Interleukine und Interferone entstanden, - in dem verzweifelten Bemühen der Industrie, ein patentierbares, für alle Patienten gültiges Standard-Produkt zu machen, das man in größtem Rahmen vertreiben kann. Dagegen werden medizinische Verfahren nicht vorwärtsgetrieben sondern ganz im Gegenteil von der Industrie bekämpft, die ja darin lediglich einen Konkurrenten sehen.

Ich schildere Ihnen das nicht, um Sie zu erschrecken, sondern damit man die ganze Szene besser versteht. Die Welt ist so, wie sie ist und es gibt keinen Schiedsrichter. Daher gewinnt der, dem es gelingt seine Interessen durchzusetzen und die anderen Interessen zu zerstören. Und aus.
Ärzte würden (nach meiner Meinung) anders denken und anders handeln, wenn sie nicht vor diesem Hintergrund ausgebildet wären und unter ständigem pharmazeutischen Einfluß stünden. Schulmedizin wäre dann Medizin und nicht „erweiterte Pharmakunde".

Ganzheitliche Krebs-Therapien:
Es gibt nur wenige Krebserkrankungen, die nicht auf einem geschädigten Immunsystem beruhen. Daher muß als erstes (wieder einmal) so etwas wie eine Therapie vor der Therapie gemacht werden: zuerst muß der Organismus auf Vordermann gebracht werden, - jener Organismus, der den Krebs ja zugelassen oder produziert hat.

Zumeist wird eine ganzheitliche Therapie (berechtigterweise) nach einer Krebs-Operation durchgeführt. Wenn auch eine Chemotherapie stattgefunden hat, dann kann man sich von einer ganzheitlichen Therapie keinen bahnbrechenden Erfolg mehr erwarten, - dann wird man als Arzt dem Patienten gleich sagen, daß man nur eine unterstützende Therapie machen kann.
Kleinere „Krebse", oder was nach einer Operation unvermeidlicherweise übriggeblieben ist, kann ein gesunder Organismus mit einiger Hilfe und mit einigem Glück bewältigen und wegmachen. Das habe ich des öfteren beobachten können.

Leider haben wir derzeit in der gesamten Medizin keine wirkliche Waffe gegen den Krebs. Daher können wir von der ganzheitlichen Heilkunde her auch nicht große Töne spucken. Aber immerhin baut unsere Medizin auf, schädigt nicht, weil sie ungiftig ist, verbessert das Allgemeinbefinden und das Immunsystem, und man kann sich nach meiner Erfahrung mit Recht erwarten, daß man auch bei fortgeschrittenem Krebs deutlich lebensverlängernd einwirken kann.

Die einzelnen Maßnahmen sind zu zahlreich, um sie anzuführen. Man muß mit Sicherheit eine individuelle Therapie zusammenstellen, wobei eine Zusammenarbeit mit „Schulmedizinern" sehr wünschenswert wäre.

Therapie vor der Therapie:
Vitamine, Mineralien, Aminosäuren, Ernährungskorrektur(!), kleine Ozon-Behandlungen, Darmbakterien-Züchtung, Gift-Entzug, Entgiftung, etc. sind die wichtigsten grundlegenden Maßnahmen.

Immun-Therapie:
Mistel, diverse „Impfstoffe" (aus dem Tumor selbst hergestellt, aus dem Blut des Patienten hergestellt), Thymus-Injektionen (wobei die echten Zellen, speziell vom Haifisch die besten wären), Fieber-Therapie und ähnliche Dinge.

„Alternative" Methoden der Krebszerstörung:
Die meisten der „alternativen" Methoden, Krebs zu zerstören, tun dies über den Umweg des Immunsystems. Das heißt: nicht die Methoden zerstören den Krebs direkt, sondern der nun dazu befähigte Organismus tut dies. Dies entspricht dann dem tatsächlichen Begriff „Heilung" (wenn es gelingt).
Mittel, die auf Bakterien-Toxinen beruhen (z.B.: Coley's Toxine, Jomol, Tuberkulose-Impfstoff).
Galvanotherapie: mittels Elektroden und Gleichstrom wird ein elektrisches Feld um den Tumor aufgebaut, das die Krebszelle zerstört.
Weitere naturnahe chemische Medikamente: z.B. Ukrain, Amygdalin, Hydrazinsulfat.
Plazenta-Behandlung nach Govallo / I.A.T nach Burton / Immuntherapie nach Pekar / Antineoplastone nach Burzynski / und ähnliche Methoden.
Fasten: Die „Breuss-Kur" hat zum Grundgedanken, daß der Organismus den Krebs auffrißt, anstatt daß der Krebs den Organismus auffrißt.
Dies ist keine vollständige Liste.
Es ist zu betonen, daß bei jeder Methode ein kundiger Arzt beurteilen muß, ob die Therapie angebracht ist oder nicht.
Einige der aufgezählten Methoden werden in unseren „zivilisierten" Ländern nicht erlaubt, weil dort andere Interessen vorherrschen. Die Jagd auf Außenseitermethoden geht von den USA aus. Dort wird sie am schlimmsten betrieben, wird aber von der übrigen (ohnehin weltweiten) Pharmaindustrie ebenfalls betrieben und von den Behörden vollstreckt.
Es wird den „Otto Normalverbraucher" wahrscheinlich wundern, daß im Aufsichtsrat des weltweit führenden und maßgebenden Krebsforschungszentrums (New York Memorial Sloan Kettering) die Interessen der folgenden Industrie vertreten sind: RJR Nabisco, Phillip Morris (Zigaretten), Esso-Oil, Texaco, Rockefeller Family & Associates (zwei

Rockefellers sitzen persönlich im Vorstand), Pennzoil, Mobil-Oil (petrochemische Industrie), Sqibb, Merck, Union Carbide, General Motors, Chemical Bank, City Bank, Morgan Bank, und die Asbest-Industrie. Das ist ungefähr ein Zehntel der Liste.

Die Banken sorgen dafür, daß die finanziellen Interessen der Investoren aufrechterhalten werden. Man wird verstehen, daß die sich nicht die Butter vom Brot nehmen lassen. Und jetzt wird einem langsam klar, daß hier tatsächlich Interessen vertreten werden und was das bedeutet. Ich habe in der Liste keinen Patientenvertreter gefunden, der für eine möglichst billige und giftfreie Ausheilung eingetreten wäre.

Die obengenannten Firmenvertreter bestimmen, wer welche Krebsforschung macht, und worüber geforscht wird. (Beispiel: bereits 1922 bekamen Asbest-Arbeiter in den USA keine Versicherungen mehr, weil man schon wußte, daß diese sehr früh krank wurden und an Krebs starben. Die oben genannte Lobby wußte es. Dennoch dauerte es bis in die 90er Jahre, bis es zu publik wurde, daß Asbest eines der krebsauslösendsten Dinge überhaupt ist, und daher aufgehört werden mußte, Asbest in Schulen, Kinderheimen und öffentlichen Gebäuden als Baustoff zu verwenden. Sie wurden in den 90er-Jahren noch gebaut! Jetzt reißt man neuerdings die eben gebauten Gebäude auf Staatskosten wieder ab, um sie (auf Staatskosten) ohne Asbest wieder aufzubauen. Der Bürger zahlt es. Die Lobby verdient.)

Diese Lobby leitet und lenkt das internationale Krebsgeschehen. Letztlich bestimmt sie, was der Onkologe (Onkologie = Lehre über die Geschwulstkrankheiten) denkt und was er „weiß“. Es ist kein Zufall, daß der „Onkologe“ eigentlich kein Onkologe sondern ein Chemotherapeut ist (er macht ausschließlich Chemotherapie).

Ich habe gezögert, diese brutale Wahrheit hier zu schreiben. Wenn man krank ist und dann noch dazu mit diesen Dingen konfrontiert wird, so verliert man womöglich völlig den Mut. - Aber was nützt eine Hoffnung, wenn sie trügerisch ist. Ich glaube: jemand, der seinen Krebs wirklich loswerden will, jemand, der diese dünne Chance ergreifen will, der sollte als allererstes wissen, was tatsächlich gespielt wird. Er muß sich natürlich weiter informieren. Nur aufgrund einer exakten Analyse der tatsächlichen Situation kann man vernünftige und richtige Entscheidungen treffen.

Für umfassende Information: „The Cancer Industry“, Ralph W. Moss, Equinox Press, ISBN 1-881025-09-8.

Leber-Verfettung

Die Fettleber ist eine „Wohlstands-Erscheinung“. Wenn man ein Zuviel an Kohlenhydraten ißt (Brot, Nudeln, Getreideprodukte, Reis, Kartoffeln, Zucker, etc.), so wandelt der Organismus das in Fett um, welches dann gespeichert wird. So kommt es zu Übergewicht und Fettleber.

Die Leberverfettung ist keine schwere Krankheit und rasch wieder rückführbar, wenn man fastet oder sich eine Weile gesund ernährt. Aber sie ist ein Zeichen, daß man zuviel und das Falsche zu sich nimmt; man sollte sie als Warnung ansehen, daß der Organismus nicht mehr gesund ist.

Leber-Zirrhose

Leber-"Zirrhose“ heißt Leber- „Verhärtung“. Leider ist sie nicht nur eine Verhärtung, sondern eine Umstrukturierung innerhalb der Leber: es wird das weiche Lebergewebe durch Bindegewebe ersetzt, ähnlich einer Narbe. Auf diese Weise verliert die Leber immer mehr ihre Funktion, verhärtet, schrumpft, wird knotig und macht schließlich sogar dem Blut Schwierigkeiten, durch die Leber strömen zu können.
Diese Erkrankung ist nicht mehr rückführbar.

Die Leberzellen sind zwar <u>sehr</u> regenerationsfähig, aber was nützt dies, wenn sich die Struktur bereits aufgelöst hat!
Die Leberzirrhose geschieht durch Gift-Einwirkung oder Entzündung in der Leber über längere Zeit. Gifte sind meistens Alkohol und berufsbedingte Gifte, Entzündung ist meist eine chronische Infektion mit einem Virus. Oft merkt man diese Krankheit erst in ihrem Spätstadium, weil die Leberzelle an sich sehr regenerationsfähig ist und den Betrieb sozusagen auch in schweren Zeiten aufrechterhalten kann. <u>Wenn</u> es dann allerdings zu spät ist, dann <u>ist</u> es auch zu spät für eine Rückkehr.

Behandlung: Zuallererst muß man natürlich das Gift loswerden (nicht mehr zu sich nehmen) bzw. das Virus bekämpfen oder sozusagen zähmen (so daß möglichst wenig Entzündung in der Leber vor sich geht). Sodann ist die Ernährung so einzustellen, daß möglichst wenig Gifte anfallen. Die Leber ist ja das Entgiftungsorgan (sie verarbeitet die Gifte, so daß sie dann über Niere oder Darm ausgeschieden werden können). Es gilt daher, der Leber möglichst wenig Arbeit zu geben. Gifte bedeuten Arbeit, Überernährung bedeutet Arbeit, tierisches Eiweiß und (besonders erhitztes) Fett bedeuten Arbeit.

Wenn auch aus dieser Schilderung hervorgeht, daß man als Arzt relativ machtlos ist, so kann man dem Patienten von ganzheitsmedizinischer Seite deutlich helfen: mit Ernährung, Vitaminen, Ozon-Therapie erreicht man eine deutliche Auffrischung und Verbesserung aller Funktionsteile im Organismus und in der Leber, so daß es dem Patienten um ein Vielfaches besser geht! Auch bei fortgeschrittener Zirrhose lebt er auf.

Im Sinne der Naturheilkunde verbessert man die Selbstheilungskräfte des Organismus, so daß das Leiden merklich in den Hintergrund tritt.

Leider „hält“ die Schulmedizin nicht viel davon, weswegen die Menschen in großer Zahl über lange Zeit hinweg unnötig leiden müssen. Nur wenige der Patienten kommen von selber auf die Idee, sich von sich aus nach anderer Hilfe umzusehen. Die meisten vertrauen den Schulmedizinern, wenn sie sagen, daß man nichts machen kann.

Aber Schulmedizin ist eben nur eine Akutmedizin und eine Leberzirrhose ist ein chronische Krankheit.

Leukämie

Leukämie ist dem Krebs verwandt. Das Wort besteht aus den übersetzten Wörtern „weiß“ und „Blut“. Das geht darauf zurück, daß die weißen Blutkörperchen stark vermehrt sind. Sie sind stark vermehrt und haben ihre Funktion verloren. (Auch bei Krebs ist es so, daß die Zellen ihre eigentliche Funktion verlieren und sich unkontrolliert vermehren.)
In der ganzheitlichen Medizin ist die Krebsgeschwulst bzw. die bereits vorhandene Leukämie der Endzustand einer Abwärts-Entwicklung. Demgemäß beginnt die Krankheit auch wesentlich früher als es scheint.
Die heute übliche Behandlung der Leukämie besteht aus Chemotherapie.
Wie im Kapitel „Krebs“ beschrieben, geht die Chemotherapie geschichtlich gesehen überhaupt auf den Umstand zurück, daß das Gift der che-

mischen Kriegsführung die weißen Blutkörperchen vernichtet. Man hat das Gift dann am Leukämie-Patienten ausprobiert, und auch die kranken Zellen wurden natürlich umgehend abgetötet.
Der Patient wurde nicht gesund, sondern er starb sehr bald.
Dennoch war man über den Erfolg sehr erfreut.
In der Folge fand man Wege, wie man tatsächlich alle vorhandenen Zellen abtöten kann, ohne das komplette Leben des Organismus auszulöschen. So werden bei manchen Leukämieformen tatsächliche Heilungen durch Chemotherapie berichtet. (Im Einzelfall muß man den Chemo-Fachmann fragen, ob es bei dieser Art von Leukämie ein Mittel gibt, durch welches man sich Chancen für eine Heilung ausrechnen kann. Als zweite Frage: „Wie hoch ist dadurch meine Chance auf tatsächliche Heilung?").
Sollte dies nicht zielführend sein (oder will jemand diesen Weg nicht gehen), so gibt es - speziell im Anfangs-Stadium der Erkrankung - die Möglichkeit, das Immunsystem und die inneren Verhältnisse des Organismus so zu reparieren, daß die Krankheit zurückgeht und aufhört.
Im Prinzip gelten ganz ähnliche Maßnahmen, wie sie beim Kapitel „Krebs" angegeben sind.
Das allerbeste, was man tun kann, ist jedoch, daß man solche Krankheiten gar nicht zum Entstehen einlädt. Gesunde Ernährung, Vitamine, Sport und ein erfolgreiches, aktives Leben „hält den Doktor fern".
Es gehört jedoch zum Leben auch eine gute medizinische Betreuung dazu, durch welche das Immunsystem und die Gesundheit oben gehalten werden! Ich weiß, daß dies ein großes Problem in der heutigen Zeit darstellt. - Aber vielleicht gewinnen Sie ein profundes Verstehen dieser Zusammenhänge durch die Lektüre dieses Buches!

Listhese (Spondylolisthese, Wirbelgleiten)

Dies ist eine Lockerung des Halte-Apparates (Bänder) zwischen zwei Rücken-Wirbeln, so daß diese zueinander verschieblich sind. Meist sind es die Lendenwirbel 4 und 5 oder der Lendenwirbel 5 zum Kreuzbein, wo die Lockerung stattfindet.

Dies ist eine sehr spezifische Krankheit; eigentlich gehe ich in diesem Buch nicht so sehr auf derartige Einzelheiten ein. Aber in diesem Falle tue ich es aus zwei Gründen:
Erstens habe ich gesehen, daß Patienten mit Medikamenten vollgeschüttet werden, oft mit Infusionen; dies ist völlig sinnlos und wird aus anderen Gründen gemacht als zur Heilung...
Zweitens gehe ich darauf ein, weil die Zustände häufiger vorkommen als man glaubt, und weil sie a) vom Röntgenologen selten beschrieben werden und b) wenn sie beschrieben werden, man von seiten der Therapie kaum darauf eingeht. Ein Stiefkind also.
Es betrifft meist ältere Menschen.
Die Beschwerden sind „Kreuzweh" und ischiasartige Schmerzen das Bein hinunter, die meist im Liegen gut sind (zumindest besser), aber in aufrechter Position zurückkehren.
Die meisten Menschen lesen ihren Röntgenbefund ohnehin: wenn dort „Listhese" steht, dann wissen Sie, woran Sie sind.
Häufig steht es aber nicht. Dafür gibt es zwei Gründe. a) wie gesagt ist es ein Stiefkind und man verzichtet oft darauf, den Zustand zu beschreiben (das Wort fehlt sogar in den meisten ärztlich-medizinischen Wörterbüchern!). b) wird es deshalb selten diagnostiziert, weil dazu ein Lenden-Wirbelsäulen-Röntgen im Stehen vonnöten ist, und diese werden meist im Liegen gemacht.
Erst im Stehen erkennt man nämlich, daß 2 Wirbel zueinander verrutschen.
Es gibt nur 2 Behandlungsmöglichkeiten: ein Mieder und eine Operation. Man sollte zuerst ein Mieder versuchen. Dies wird vom Orthopäden verschrieben (Krankenkasse), dann geht man zum „Bandagisten", der es anfertigt. Man möge darauf achten, daß der Bandagist sein Bestes gibt, denn die Krankenkasse bezahlt nicht viel, so daß man oft besser fährt, ihm etwas dazuzuzahlen.
Wenn das nicht hilft, hat man die Wahl, die Beschwerden zu behalten oder sich operieren zu lassen. Dabei werden die Wirbel zueinander fixiert. Bei jeder Operation gibt es Risiken. Man kann auch nicht damit rechen, daß man völlig beschwerdefrei wird, weil man sich den Erfolg einer Operation zwar immer hundertprozentig vorstellt, aber häufig irgendwelche unvorhergesehenen Dinge passieren.
Wenn also die Beschwerden schlimm sind, so kann man damit rechen, daß es durch eine Operation sicher besser wird.
(Siehe auch „Wirbelsäulen-Beschwerden")

Lupus Erythematodes Siehe Auto-Aggressions-Krankheiten. Es wird hier darauf verzichtet, solch eine spezifische Krankheit ausführlich zu beschreiben, weil sie vom ganzheitlichen Blickpunkt wie jede andere Autoaggressionskrankheit behandelt wird: a) individuell verschieden, b) wie in jenem Kapitel beschrieben.

Lymphstau, Lymphödem

Zunächst einmal gibt es den angeborenen Schaden, wo das Lymphsystem gar nicht angelegt worden ist, - wir lassen dies hier außer acht.
Ansonsten gibt es nach Unfällen und Verletzungen, nach Operationen oder auch nach langem Nicht-Gebrauchen (z.B. nach langem Liegen) einen defekten Abfluß der Lymphe.
Die Lymphe ist eine farblose Flüssigkeit, die zum Beispiel bei Brandwunden austritt oder wenn man sich nur die Haut aufritzt, ohne zu bluten. Diese Flüssigkeit wird langsam abgepumpt, nimmt Abbauprodukte und Gifte mit sich, was dann schließlich in das Blutsystem und weiterer Verarbeitung zugeführt wird. Ganz dünne Röhrchen, kaum sichtbar, sorgen für den Transport.
Nun können entweder diese kaputt werden (Narben, Operationen) oder es kann der Druck so groß werden, daß die Flüssigkeit nicht nach oben wegtransportiert wird, sondern daß sie sich zurückstaut und in's Gewebe austritt. Das ist dann die Schwellung und der Lymphstau.
Die Handhabe ist eine bestimmte Massage, die „Lymphdrainage". Sie bringt den Lymphfluß wieder in Ordnung.
Es ist anzumerken, daß die Lymphdrainage eine hochqualifizierte Tätigkeit ist, und daß man sie gut gelernt haben muß. Nicht jeder Masseur, der sagt, „ich kann Lymphdrainage", kann Lymphdrainage.

Magenbeschwerden, Gastritis

„Gastritis" heißt nichts anderes als „Magen-Entzündung".
Wenn der Magen gereizt oder überreizt wird, zeigen die Schleimhäute

einen Reizzustand, und dies nennt man in diesem Fall „Entzündung“. Die Ursache dafür sind fast immer entweder psychische Dinge oder falsche Ernährung.

Selbst wenn es psychische Gründe sind, die zu Magenbeschwerden geführt haben, so hilft eine Verbesserung der Ernährung fast immer. Zudem kann oft weder der Patient noch der Arzt etwas Entscheidendes bezüglich der psychischen Ursachen unternehmen, so daß als erste und beruhigende Maßnahme eine Diät das Beste sein wird.

Am günstigsten sind die „milde Ableitungsdiät nach Mayr“ oder die „Hay'sche Trennkost“. Diese letztere wirkt dadurch, daß man verschiedene Nahrungsmittel nicht miteinander kombiniert, so daß dadurch der Magen und der Darm immer nur leichte Arbeit haben und sich daher beruhigen.

Erhitzte Fette sind zu meiden.

Es gibt diverse schulmedizinische Medikamente, die die Magenschleimhaut mit einer „Schutzschicht“ überziehen und so die weitere Reizung verhindern. Wer lieber natürliche Methoden anwenden möchte, der kann dieselbe Wirkung mit Leinsamen erreichen: man erhitzt einen Eßlöffel Leinsamen in 1/2 Liter Wasser und läßt dies wieder abkühlen, so daß man es warm trinken kann. Man sollte nur das Schleimwasser trinken, aber die Körner schaden nicht, weil sie ohnehin jetzt sehr schleimig sind. Dies kann man öfters am Tag tun, speziell wenn man unter Nüchternschmerz leidet.

Es gibt auch verschiedene Tees, wobei man selber ausprobieren sollte, welche einem guttun.

Die psychischen Gründe können so vielfältig sein, daß ich hier natürlich nicht darauf eingehen kann.

Die Schulmedizin, die ja arm an Therapiemöglichkeiten ist, weil sie sich auf Chemikalien beschränkt, überschlägt sich oft in zu viel „Diagnose“. Damit meine ich, daß man oft zu viele (unangenehme und teure) Untersuchungen macht, anstatt diese einfachen Maßnahmen. Dennoch hat es bisweilen Sinn, eine Gastroskopie (mittels Schlauch in den Magen hineinschauen) zu machen, weil neuerdings dabei die Bakterien (Helicobacter) gesucht werden, die eine Gastritis auslösen können. Manchmal sind Antibiotika notwendig, wenngleich ich schon oft gesehen habe, daß diese gar nicht geholfen haben sondern doch nur wieder eine Diät.

Man sollte auch nicht vergessen, daß man eine Magenentzündung auch dadurch bekommen kann, daß der weiter „südwärts“ liegende Darm mit falschen Bakterien besiedelt ist oder weil man Verstopfung hat oder andere Leiden des übrigen Darmes. In diesen Fällen muß man diese Dinge behandeln, damit auch der Magen gesunden kann.

Magersucht Magersucht ist ein psychisches Problem. Daher gibt es keine allgemeingültige Lösung, das kann nur im Gespräch geklärt werden.

Mandel-Entzündung siehe „Angina“

Menstruationsbeschwerden

Verstärkte oder übermäßige Menstruationsbeschwerden treten auch dann auf, wenn der Organismus als ganzer nicht mehr ganz gesund ist, was sehr häufig der Fall ist! Die Basis-Regeneration hat sich daher auch hier als sehr wirksam erwiesen. Sie verbessert den Allgemeinzustand und damit auch die Anfälligkeit auf diese übermäßigen Beschwerden. Meist hat man sich nicht gut ernährt und es sind Pilze im Darm gewachsen; diese Dinge lösen es aus irgendeinem Grunde aus, daß die eigenen Hormone aggressiv wirksam werden.
Des weiteren helfen Homöopathie (zu einem guten Einzelmittel-Homöopathen gehen!), und Akupunktur.
Wenn hormonelle Schwankungen im Spiel sind, so sollte man zur Ernährungskorrektur (die bei der Basis-Regeneration inbegriffen ist) täglich Leinsamen und Soja-Keimlinge essen, diese enthalten Östrogen-ähnliche Pflanzenstoffe, die eine aggressive Hormonwirkung abschwächen.
Man muß ein bißchen herumsuchen, denn jede Frau wird dann ihre Behandlungsart herausfinden, mit der sie am besten fährt.

Migräne

Die Migräne kann mehrere Ursachen haben, daher ist die Behandlung unterschiedlich.
Als erstes sollte man den Allgemeinzustand verbessern, indem man eine „Basisregeneration" macht (Ernährungskorrektur, Vitamine, „kleine Eigenblutbehandlung mit Ozon"). In den meisten Fällen - auch wenn die Migräne z.B. hormonbedingt ist - stellt sich dadurch ein Erfolg ein: die Migräne wird wesentlich seltener sein und die Anfälle gehen schneller vorbei.
Hat man das einmal geschafft, muß man den Fall individuell behandeln, wobei sich zumeist als mögliche Ansatzpunkte der Hormon-Haushalt, die Halswirbelsäule und der Darm anbieten.
Zur Regeneration des Hormonhaushalts hatten wir früher die Frischzellen, wobei man am besten Hypophyse und Gonaden geben würde, um die richtigen Organe anzuregen (kann bei verschiedenen Personen unterschiedlich sein). Das kann mit <u>einer</u> Spritze jahrelange oder lebenslange Heilung (oder zumindest deutliche Verbesserung) geben. - Kein Wunder, daß man so eine Therapie verboten hat!
Im Falle der Wirbelsäule muß man von Fall zu Fall entscheiden, und im Falle des Darmes als Ursache muß dieser gereinigt und bakteriell „aufgeforstet" werden.
Oft hilft auch eine Fastenkur. Es gibt überhaupt viele Verbesserungsmöglichkeiten in der Naturmedizin.
Auslöser wie das Wetter und ähnliche Dinge sind natürlich keine Ursachen, weil man dies nicht verändern kann.
Oft wird man eine völlige Anfall-Freiheit nicht erreichen, aber diese Patienten sind schon sehr zufrieden, wenn die Migräne auf ein paarmal im Jahr und auf geringere Intensität zurückgeht.

Müdigkeit (oft zusammen mit „niedrigem Blutdruck", Konzentrations-Schwierigkeiten, Erschöpfung, Schlafschwierigkeiten, dem Gefühl, ausgelaugt zu sein, etc.)

Dies ist ganz einfach der Ausdruck von „Halbgesundheit". In den Blutbefunden würde man nichts finden („Sie sind gesund"), und den-

noch befindet man sich auf der Schwelle zur Krankheit. Würde man den Zustand fortbestehen lassen, würde sich Krankheit im Körper etablieren, und einige Monate bis Jahre danach würden weitere Krankheits-Symptome auftreten.
Die Behandlung der Wahl ist natürlich eine ordentliche „Basis-Regeneration"!

Multiple Sklerose

Dies dürfte eine Auto-Immunkrankheit sein, auch psychische Faktoren spielen eine Rolle.
Es ist erstaunlich, daß die „Schulmedizin" hartnäckig daran vorbeischaut, wie sehr man mit der Ernährung helfen kann, obwohl dies schon die Selbsthilfegruppen seit Jahrzehnten wissen. Fast möchte man meinen, die Medizin sei sich zu fein, um sich auf das Niveau von Ernährungsratschlägen zu begeben, lieber kann man gar nicht helfen oder probiert gefügig ein Pharma-Angebot nach dem anderen aus.
Jedenfalls kann man die Schübe oft völlig verhindern, indem man sich streng vegetarisch ernährt, am besten mit viel Rohkost und „Körndlkost". Man sollte so bald wie möglich damit beginnen, nicht erst ein fortgeschrittenes Stadium abwarten. Sollte dennoch ein Schub auftreten, so kann er (schulmedizinisch) mit viel geringerer Dosierung und in viel kürzerer Zeit abgefangen werden.
Wenn man Heilung sucht: siehe „Autoaggressions-Krankheiten", (insbesondere I. A. T.)

Muskelschwund

Muskelschwund ist natürlich nur ein Symptom, man muß die dahinterliegende Krankheit finden (schulmedizinisch).
Zumeist geschieht ein Muskelschwund, weil die Nerven, die diese Muskelpartien versorgen, gestört sind oder zugrunde gehen.
Jedenfalls gehört die Ursache eingeengt und dann entsprechend behandelt. Ursachenforschung: eher schulmedizinisch, Therapie: wahrscheinlich eher ganzheitsmedizinisch.

Myom

Das Myom ist eine gutartige Geschwulst in der Gebärmutter. Muskelgewebe macht sich selbständig und wächst sich zu einem runden, harten Knoten aus, der erhebliche Größe erreichen kann.
Schulmedizinische Lösung: Operation, bzw. warten bis das Myom groß wird und dann operieren. Oft hören die Knoten mit dem Wechsel auf zu wachsen und schrumpfen ein wenig.
Ganzheitsmedizinisch: die diversen Verfahren, welche die Gesundheit steigern, führen dazu, daß das Wachstum dieser Knoten verlangsamt wird oder aufhört. Man wird ein Myom nicht wegbekommen; das wird einem klar, wenn man so etwas einmal zu Angesicht bekommt, wie hart und fast steinern ein derartiges Myom ist.
Sollte so ein Knoten in der „Lichtung“ der Gebärmutter liegen, also dort, wo bei der Monatsregel die Schleimhaut regelmäßig abgeht und erneuert wird, so kann es zu Behinderungen dieser Vorgänge und zu nicht aufhören wollenden Blutungen kommen. In so einem Fall muß man wohl operieren, um weitere Schäden zu vermeiden.
Ansonsten: Gesundheit erhöhen (Basisregeneration, Entgiftung, Ernährungs-Korrektur, Lymphdrainage (= eine Massage), etc.), damit das Myom nicht wächst. Per Ultraschall die Größe kontrollieren.

Nebenhöhlen-Entzündung

Dies ist natürlich eine Entzündung wie jede andere.
Im chronischen Fall wird man das Immunsystem ankurbeln müssen (Basis-Regeneration) und man wird die Bakterien therapieren müssen (z.B.: Symbioflor I).
Ganz am Anfang, als die Krankheit chronisch wurde, war der Fehler, die Bakterien nicht zu züchten und aufzubauen (sondern nur Antibiotika zu geben, so daß auch die richtigen Bakterien zerstört wurden).
Wenn man dann lange zugewartet hat, und wenn schon jahrelang die Nebenhöhlen sehr empfindlich waren und öfter entzündet, dann hat sich die Krankheit schon „eingefressen“. Dann ist sie relativ schwer völlig auszuheilen, und man braucht die Hilfe von Neuraltherapie, Akupunktur, lange anhaltender Wärme etc., so daß das Problem über lange Zeit verschwunden bleibt. Erst dann kann man es als ausgeheilt betrachten.

Im Schnitt kann man sagen, daß mit Basis-Regeneration und Bakterienzüchtung die Hälfte aller chronischen NH-Entzündungen ausheilbar sind. Bei den restlichen „renitenten“ Fällen muß man mehr tun, was natürlich von Fall zu Fall verschieden ist.

Nierenkolik, Nierensteine

Die Nierenkolik ist ein schmerzhafter krampfartiger Anfall, wobei ein Nierenstein versucht, durch die enge Röhre (Ureter) in die Blase zu gelangen. Oft sind die Steine oder Bruchstücke spitz und scharf, so daß heftige Schmerzen entstehen.
Im Anfall hilft oft eine Neural-Therapie-Quaddel (ärztliche Tätigkeit), und man muß viel trinken, um die Harnwege durchzuspülen. Natürlich sind krampflösende schmerzstillende Mittel im Anfall OK, speziell, wenn die Quaddel nicht geholfen hat.
Wenn der Anfall vorbei ist, muß man sich darum kümmern, ob weitere Steine vorhanden sind, bzw. darum, daß keine weiteren entstehen. Das kann man durch eine Korrektur des Essens und des Trinkens erreichen. Die Therapie der Nierensteine ist natürlich die „Zertrümmerung“. Danach oder zugleich muß man die Ernährung und die Trinkgewohnheiten korrigieren, damit sie nicht neuerlich entstehen.

Nieren-Entzündung (Glomerulonephritis)

Dies ist zumeist eine „Auto-Immun-Erkrankung“ (siehe dort) bzw. eine Folge einer Infektion, was dann in einer eigenen Erkrankung mündet, die ähnlich einer Auto-Immunerkrankung ist..
In der Schulmedizin wird eine Auto-Immun-Erkrankung so behandelt, daß man einfach das ganze Immunsystem lahmlegt. Das ist während eines akuten Anfalls in Ordnung, wenn die Gefahr gegeben ist, daß die Niere rasch zugrundegehen würde.
Im chronischen Fall macht man jedoch normalerweise das gleiche, was ein schwerer Fehler ist, denn damit zielt man nicht auf eine Ausheilung ab.

Um eine Ausheilung herbeizuführen, kann man von ganzheitlicher Seite viel dazu beitragen. Schulmediziner verordnen meist eine solche Diät, die die Niere schont. Dies ist gut aber nicht genug. Denn die Ernährung dient auch dazu, das Immunsystem zu stärken, und das sollte gemacht werden. Bei wirklich chronischen Fällen ist eine strenge „Körndlkost" ohne tierisches Eiweiß am besten. (Verliert die Niere Eiweiß, muß man diese Diät ein wenig korrigieren.)
Wenn die Krankheit von anderen Infektionen herrührt, muß man eine Basisregeneration machen (Selbstheilungskräfte wieder instand setzen) und die Bakterienflora reparieren (weil man viele Antibiotika bekommen hat). Ohne diese Maßnahmen läuft keine Heilung.
Dann gibt es noch alle möglichen Beiträge aus Naturheilkunde, Homöopathie und Ganzheitsmedizin, wenn die obigen Maßnahmen nicht ausreichen. Speziell im rein auto-aggressiven Fall wird das so sein.

Nieren-Entzündung (Nephritis)

Bei der Nierenentzündung kommen 2 Ursachen in Frage: a) durch Bakterien ausgelöst (meist durch Entzündungen in anderen Körperbereichen), b) durch Medikamente.
Da dies meist eine akute Erkrankung ist, wird man bei a) am besten Antibiotika bekommen, im Fall b) natürlich die Medikamente weglassen. Damit es nicht chronisch wird, muß man eine Diät machen (eine Weile möglichst kein tierisches Eiweiß) und die Abwehr verbessern.

Nierenbecken-Entzündung (Pyelonephritis)

Diese entsteht durch eine Infektion oder Unterkühlung.
Die akute Form wird am sichersten mit Antibiotika behandelt. Aber sehr oft kann diese Therapie die Sachlage nicht 100% bereinigen, so daß die Entzündung gerne chronisch wird.
Bitte die folgenden Maßnahmen möglichst bald an die Akut-Therapie anschließen lassen, denn je längere Zeit man verstreichen läßt, umso hartnäckiger wird die Krankheit (und umso mehr Schädigung läßt man zu).

„Basis-Regeneration“, um das Immunsystem wiederherzustellen. Wenn es damit allein nicht ausheilt: Eichotherm-Bestrahlungen, Magnetfeld, Akupunktur, Homöopathie, Kräuter, Eigenblut-Therapien. Die Krankheit muß ausgemerzt werden, weil die Nieren wertvoll sind.
Oft sind immer wiederkehrende Blasen-Entzündungen damit verbunden; die Therapie ist ähnlich, siehe auch dort.
Schulmedizinisch werden bei der chronischen Nierenbeckenentzündung oder anderen Harnwegs-Infekten immer wieder nur Antibiotika gegeben, und das ist oft nicht zielführend! Wir haben an anderer Stelle schon erwähnt, daß dies eine Akut-Behandlung ist, und daß chronische Krankheiten „ganzheitlich“ behandelt werden müssen, weil diese Krankheiten anders sind und nur durch ein gutes Immunsystem ausheilen.

Nerven-Entzündung, Neuralgie

Eine „Nerven-Entzündung“ ist meist keine wirkliche Entzündung. Meist ist es eine Reizung aus anderer Ursache, wie zum Beispiel durch Druck einer Bandscheibe oder von verspannten Muskeln oder durch Fehlstellungen.
Selten gibt es echte Entzündungen, wie bei Gürtelrose oder anderen Viren.
Im Rahmen der Zuckerkrankheit oder auch als Nebenprodukt anderer Erkrankungen gibt es Nervenstörungen, die man dann als Neuritis, Neuropathie, Neuralgie oder (eher im Volksmund) mit „Nerven-Entzündung“ bezeichnet.
Die Therapie ist natürlich je nach Ursache unterschiedlich. Man muß hier wirklich Ursachen suchen und dann entsprechend behandeln. Das einzige Allgemeine, was man sagen kann: man sollte immer genügend B-Vitamine geben, weil das den Nerv stabilisiert.

Ödeme

Ödeme sind Wasser-Ansammlungen im Gewebe. Dies kann aus unterschiedlichen Gründen geschehen:

a) Durch Hormon-Probleme:
Es ist bekannt, daß Ödeme auftreten, nachdem man Kortison oder andere Hormon-Präparate verabreicht bekommen hat. Eine der negativen Wirkungen dieser künstlichen Hormon-Präparate ist es, das gesamte Hormon-Gleichgewicht des Körpers aus der Balance zu bringen. Daher muß man - nach Absetzen dieser Medikamente - dieses wieder ins Gleichgewicht zurückbringen, falls das noch möglich ist. Eine Basis-Regeneration, Sport (siehe Kapitel „Sport“ weiter hinten im Buch), Vitamine und eventuell eine Frischzellen-Therapie würde Regulation herbeiführen.

b) Durch Mineralien-Ungleichgewicht:
Das „Wasser“ bindet sich im Körper an den Mineralien. Dies geschieht durch die elektrische Eigenschaft dieser Substanzen. Fehlt eines dieser „Salze“ stark, kommt es zum Übermaß an Wasser, so daß dieses ins Gewebe austritt: Ödeme.
Durch die richtige Diagnose und den Ersatz des Minerals kommt das wieder ins Lot.
Bitte beachten Sie, daß eine Anzahl von Medikamenten derartige „Nebenwirkungen“ haben können.

c) Durch Herzkrankheit:
Wenn das Herz als Pumpe zu schwach wird, gerät der Blutumfluß ins Stocken. Es kommt zu einem Rückstau und infolge dessen zu einem Austritt von Flüssigkeit in das Gewebe. Dies bemerkt man zuerst an geschwollenen Knöcheln, des weiteren würde die Wasser-Ansammlung von dort aus weiter hinaufsteigen und stärker und stärker werden. (Daß sich das Wasser zuerst an den Knöcheln sammelt, ist kein Zeichen dafür, daß das Herz daran schuld ist. Das Wasser tritt aus physikalischen Gründen immer zuerst unten an den Beinen aus, außer wenn die Sache hormonell bedingt ist. Im letzteren Fall ist das gesamte Gewebe betroffen und wirkt teigig gequollen.)
Wenn Die Ödeme von einer schlechten Herzfunktion herrühren, sind zumeist auch andere Herzbeschwerden vorhanden.
Man muß auch beachten, daß in diesem Zusammenhang auch Wasser in der Lunge austreten kann, was man nicht sieht, was aber zu weiterer Atemnot führen kann. Dies ist gefährlich und sollte rasch schulmedizinisch gehandhabt werden.

Der Patient mit schwachem Herzen kann jedoch (im Anfangsstadium der Erkrankung) in der Regel selbst sehr viel zu einer Verbesserung im

System beitragen (Ernährung, Trinken) und er kann sich von einer ganzheitlichen Therapie (zuerst jedoch: Basis-Regeneration machen!) deutliche Verbesserung erwarten.

d) Durch Eiweiß-Verlust:
Nicht nur die Mineralien binden das Wasser an sich, sondern auch das Eiweiß, welches sich im Blut befindet. Ähnlich, wie sich ein Mineralien-Verlust als Ödem äußern kann, kann sich daher auch der Verlust und der starke Mangel an Eiweiß in Ödemen zeigen.
Als Ursache kommen hauptsächlich die Niere und eine Krebs-Erkrankung in Betracht. Rasche Diagnose ist notwendig!
Durch eine geschädigte Niere kann man Eiweiß verlieren, was man mit einem einfachen „Harnstreifen“ diagnostizieren kann.
Im Rahmen einer Krebs-Erkrankung kommt es deswegen zu Ödemen, weil der Krebs - ähnlich einem Parasit - dem Körper das Eiweiß wegfrißt, so daß es dann fehlt. Meist sind Appetitlosigkeit und Gewichtabnahme schon vorher vorhanden gewesen, so daß die Verdachts-Diagnose allein aus diesen Umständen heraus gestellt werden kann.

e) Durch Lymphstau:
Etwa nach einer Verletzung, durch eine Narbe (die den Abfluß behindert), durch zu viel Sitzen (und zugleich zu wenig Sport), durch einschneidende Kleidungsstücke (Strümpfe, Socken) und ähnlich Dinge kann es zu einer Störung des Lymph-Abflusses kommen.
Die Lymphe ist eine farblose Flüssigkeit, die - ähnlich wie das Blut in den blauen Venen - immer Richtung Herzen fließt. Wenn man den Fluß behindert, staut sie sich zurück. In der Folge davon tritt sie aus den winzigen dünnwandigen unsichtbaren Lymph-Gefäßen aus, was dann als „Wasser im Gewebe“ oder als „Ödem“ auffällig wird.
Die richtige Handhabe ist eine Lymphdrainage; dies ist eine Massage, die richtig erlernt sein muß. Mit temperiertem Druck und Rhythmus wird der Fluß wieder in Gang gebracht. Wenn (etwa durch eine Narbe) die Gefäße völlig zerstört sind, so muß man durch konsequente Massage den Körper dazu bringen, neue Lymphgefäße zu bilden, die dann das Hindernis umgehen.

Diese sind die hauptsächlichsten Gründe für Ödeme oder „Wasseraustritt in's Gewebe“.
Immer sollte zuvor herausgefunden werden, was an den Ödemen Schuld ist, so daß man stets ursächlich behandeln kann.

Parodontose

Dies ist eine Krankheit des Zahnfleisches. Dieses geht zurück, tut manchmal weh, blutet leicht, oder ist an einer oder mehreren Stellen entzündet.
Als erstes sollte der Zahnarzt befragt werden, denn oft sind Zahnstein, oder größere Zahntaschen, wo sich Speisereste und Bakterien ansammeln können, und derartige - lokale - Dinge vorhanden. Manchmal muß man den Zahnarzt wechseln, weil nicht jeder auf das spezialisiert ist.
Sollte das nichts bringen, dann kommen wichtige „ganzheitliche" Aspekte in betracht: die Ernährung und die Bakterien. Obwohl auch das von Fall zu Fall verschieden ist, liegt die Handhabe meist beim Weglassen des Zuckers, bei der Gabe der Vitamine und bei der Züchtung der richtigen Bakterien, die ja auch die Mundschleimhaut besiedeln und dort für Ordnung sorgen sollen.
Zahnärztliche und die angeführten ganzheitlichen Maßnahmen zusammen bringen in den allermeisten Fällen den Erfolg.

Pilz-Erkrankungen (meist Infektion mit „Candida Albicans")

Derartiger Pilzbefall ist häufiger als man glaubt. Er kann zu allen möglichen Allgemein-Symptomen führen (Müdigkeit, Erschöpfung, Allergien, etc.) oder aber auf einzelne Organe beschränkt bleiben. Meist liegt das Reservoir im Darm, von wo aus immer wiederkehrende Infektionen erfolgen (Scheidenpilz, etc.).
Hat sich bei einem Patienten so ein Pilzbefall breitgemacht, so weiß man gleich zweierlei:
1) Das Immunsystem ist schwach und
2) Die Bakterienflora ist schlecht.
Denn sowohl ein intaktes Immunsystem als auch eine intakte Bakterienflora hätten das Ausbreiten des Pilzes verhindert!
Daher besteht die Reparatur des Zustandes aus einer Basis-Regeneration (Selbstheilungskräfte mobilisieren) und dem Aufbau der korrekten Bakterienflora. Dabei ist es nicht besonders wichtig, ob sich weiterhin ein paar Pilze im Organismus befinden, sondern der springende Punkt besteht darin, daß der Organismus am Ende der Therapie den Pilz unter Kontrolle haben muß und nicht umgekehrt! (Im Krankheitsfall

war es nämlich umgekehrt: der Pilz hatte den Organismus unter Kontrolle.)
Wenn man versucht, dem Leiden nur mit pilztötenden Medikamenten („Antimykotika") zuleibe zu rücken, wird man nicht weit kommen, weil nur mit den obigen Maßnahmen stabile Zustände wiederhergestellt werden können.
Das Richtige zu fördern ist immer wertvoller als das Falsche zu bekämpfen ...

Polyarthritis (="Entzündung vieler Gelenke")

siehe unter „Arthritis", Unterkapitel „Polyarthritis"

Prostata-Vergrößerung

Im Alter beginnt die Prostata-Drüse sich üblicherweise zu vergrößern, so daß der Harnfluß behindert wird und sich oft auch Rückstau ergibt und die Blase daher nicht mehr ganz entleert wird. Wenn sie nach der Entleerung halbvoll bleibt, genügt immer nur wenig zusätzlicher Harn um sie ganz voll zu machen, so daß man des nachts öfter aufstehen muß, um sie wieder (halb) zu entleeren.
Man muß sagen, daß dies eben eine Erkrankung älterer Männer ist, und man sie nicht wirklich verhindern kann. Mir sind auch keine wirklichen naturmedizinischen Abhilfen bekannt, die landläufigen (wie kleinblütiges Weidenröschen, Kürbiskerne, Sabal (Prostagutt)...) bringen nur selten so viel, daß ich sie hier als Therapie propagieren möchte. Es gibt akzeptable schulmedizinische Mittel, die Ihnen der Urologe sagen wird können.
Damit es aber nicht krebsig entartet (besser ausgedrückt: damit die Chancen besser sind, daß es nicht krebsig entartet), sollte man gesundheitsfördernde, ganzheitsmedizinische Therapien machen, auch wenn man sich nicht krank fühlt.

Prostata-Entzündung

Die Prostata-Entzündung ist eine sehr lästige, oft psychisch mitbedingte Erkrankung jüngerer Männer.

Schulmedizinisch ist fast nichts zu machen, weil Antibiotika - auch wenn tatsächlich Bakterien im Spiel sind - die Krankheit nicht wesentlich beeinflussen können.

Oft beginnt die Krankheit mit einer Unterkühlung, wird nicht gleich behandelt sondern vernachlässigt, und sie geht im Laufe der Zeit dann deshalb nicht leicht weg, weil der Patient jetzt schon dauernd Aufmerksamkeit auf der lästigen Geschichte hat.

Dagegen helfen Fuß-Reflexzonen-Massagen und derartige andere „energetische“ Behandlungen, Magnetfeld, Wärme-Bestrahlungen, etc. sehr viel besser, zusammen natürlich mit einer „Basis-Regeneration“, weil es sich ja um eine chronische Entzündung handelt und schon allein die Tatsache, daß der Organismus sie nicht ausheilen konnte, dafür spricht, daß die Abwehrleistung des Organismus zu schwach ist.

Schwäche

gemeint ist körperliche Schwäche, Müdigkeit, Energie-Mangel, etc.

Körperliche Schwäche ist natürlich wiederum nur ein Symptom, eine Erscheinung von etwas anderem.
Dieses Andere kann eines von drei Dingen sein:

1) Eine andere Krankheit. Zum Beispiel tritt Schwäche auf, wenn man Krebs hat, - aber das ist nur ein selteneres Beispiel. Es muß nicht so eine gravierende Krankheit sein. In solchen Fällen muß man eben die Grundkrankheit finden und beheben, damit die Schwäche vergeht.

2) Ein Mangel. Die häufigsten Mängel sind Eisen, Vitamine, Mineralien. Im Falle von Vitaminmängeln muß man beachten, daß es zumeist nicht an einem einzigen Vitamin fehlt, sondern daß die meisten Menschen an einem breiten Vitamin-Mangel leiden. Wenn Sie schon „Vitamine“ probiert haben, wenn Sie also bereits ein Vitamin-Präparat versucht haben, so kann es sein, daß dieses zu wenige Vitamine in der falschen Dosierung beinhaltet hat. Als wäre es absichtlich, gelingt es der Industrie immer wieder, derartige unzureichende Präparate zu erzeugen.

3) Einfach nur ein bergabgegangener Gesundheitszustand. Dieser wird mit einer Basis-Regeneration erfolgreich behandelt (siehe dort).

„Seltsame Beschwerden“

Dieses Kapitel ist aus folgendem Grunde geschrieben: In der heutigen Medizin sind eine große Anzahl von Krankheiten aufgelistet. Aber es kommt relativ häufig vor, daß Patienten an etwas leiden, was in keines der bisherigen Kapitel fällt. Normalerweise kann dann kein Arzt etwas damit anfangen.
Solche Patienten wandern dann von Arzt zu Arzt, - und weil sich keiner auskennt, werden sie oft ganz verzweifelt.
Hier kommt uns die „Naturheilkunde“ und die Ganzheitsmedizin sehr entgegen:
In den alten Lexika steht die Definition von Naturheilkunde (aus dem „kleinen Brockhaus“):
Lehre der Krankheitsbehandlung, die auf die Steigerung der dem Menschen innewohnenden Naturheilkräfte (Selbstheilungskräfte) hinzielt. Diese müssen unterstützt, krankheitsfördernde Faktoren ausgeschaltet werden.

Sie sehen, daß man an eine Krankheit auf zwei Arten herangehen kann: man kann a) die Ursachen ausschalten (krankheitsfördernde Faktoren), b) die Selbstheilungskräfte (der Natur des Menschen) anregen, so daß die die Krankheit besiegen.
Wie Sie vielleicht schon im Kapitel über die „Basis-Regeneration“ gelesen haben, hat man bei chronischen Krankheiten als Patient zumeist schon über längere Zeit einen Fehler begangen, der sich dann über die Jahre aufgestaut hat, um schließlich als Krankheit ans Tageslicht zu kommen.
Die Natur hält sich nicht an die künstliche Einteilung des Menschen (Einteilung von Krankheiten) und kann natürlich auch Beschwerden verursachen, die noch nicht da waren, oder die niemand notiert und in Katalogen niedergeschrieben hat.
Aufgrund der Tatsache, daß wir nur die Selbstheilungskräfte anzuregen brauchen, hat man ausgezeichnete Chancen, daß dadurch die Krankheit (wie auch immer sie heißt....) verschwindet.

Nur die Selbstheilungskräfte heilen. Niemand anderer kann das.
Das ist - nebenbei gesagt - der Grund, warum heute chronische Krankheiten nicht geheilt werden können: nämlich weil man nicht die Selbstheilungskräfte befähigt, sondern die Symptome behandelt.

Bei den „seltsamen Beschwerden“ tun wir nichts anderes, als den herabgesetzten körperlichen Zustand wieder nach oben zu bringen; dadurch gehen wir sozusagen in der Zeit zurück, wo das Immunsystem in guter Verfassung war. Dieses verbesserte „verjüngte“ Immunsystem übernimmt dann die Arbeit und führt Heilung herbei.

Im Grunde war es das herabgesetzte Immunsystem, die herabgesetzten und bereits vorher behinderten Selbstheilungskräfte, die das Entstehen der Krankheit zugelassen haben.
Also braucht man nur das in Ordnung zu bringen, alles andere läuft von selbst; und dazu brauchen wir keinen Krankheitsnamen.

Sonnenallergie

Da die Sonnenallergie erst im Laufe des Lebens entsteht, ist sie ein Ausdruck von „Halbgesundheit” oder „Halbkrankheit”. Nach meiner Erfahrung läßt sie sich durch eine Verbesserung der Gesundheit (wie in diesem Buch des öfteren beschrieben) und im speziellen durch eine Wiederherstellung der Bakterienflora ausheilen.
Im speziellen dürfte es sich um einen Mangel an Vitamin B3 handeln, welches von korrekten Darmbakterien erzeugt wird.
Eine Person mit „Sonnenallergie” sollte daher das Auftreten dieser Erscheinung zum Anlaß nehmen, ihre Gesundheit wiederherzustellen.

Trigeminus-Neuralgie

„Neuralgie“ bedeutet „Nervenschmerz“. Der Trigeminus-Nerv sitzt im Gesicht: meistens ist nur eine Seite betroffen. Die Patienten leiden unter starken Schmerzen bei der geringsten Berührung oder Kälte oder auch ganz ohne auslösenden Reiz. Die Ursache ist zumeist unbekannt.
Die derzeitige Behandlung besteht aus schmerzstillenden Medikamenten.
Man sollte die Zähne und Kiefer untersuchen, ob nicht doch ein versteckter Herd dahintersteckt. Wenn nicht, so kenne ich nur eine sehr gute, zielführende Methode: Unter der Gabe von reichlich Vitaminen eine

Behandlung mit dem Gerät SomaDyne. Ich habe gesehen, wie nach 8-10 Behandlungen die Beschwerden für mehrere Jahre oder sogar für immer verschwunden waren!

Übergewicht

In den allermeisten Fällen ist das Übergewicht eine Folge der Überernährung.
Das Gewicht besteht meist aus zuviel Fett. Fett ist diejenige Methode, wie der Organismus ein Zuviel an zugeführter Energie speichert.
Es gibt massenhaft Diätvorschläge; im Prinzip lautet die Devise: weniger essen!
Man sollte so viel essen, so daß der Organismus ein wenig Reserve angebaut hat, aber weiterhin so, daß man nicht mehr zu sich nimmt als der Organismus Energien braucht. Ißt man mehr, so speichert er es als Reserve.
Manche Menschen, die bereits häufig versucht haben abzunehmen, sind schon ganz verzweifelt über ihre vergeblichen oder unzureichenden Versuche, das Übergewicht in den Griff zu bekommen.
Es gibt auch eine andere Lösung: man kann mehr verbrauchen:
Nachdem es eine Angelegenheit der Balance ist zwischen „wieviel Energie wird zugeführt“ und „wieviel Energie wird verbraucht“, kann man das Gleichgewicht dadurch wiederherstellen, indem man den Energie-Verbrauch des Gesamt-Organismus steigert: täglich 20 min langsam laufen. Zugleich mäßig, aber gesund essen. Dann sollte man abnehmen. Diese Maßnahme ist wahrscheinlich wertvoller als „weniger essen“. Sehen Sie dazu das Kapitel „Sport“ im hinteren Teil des Buches.
Manche Frauen nehmen wegen hormoneller Schwierigkeiten nicht mehr ab. Früher war es ihnen noch gelungen abzunehmen, aber eines Tages ging es nicht mehr.
Meistens tritt diese Situation nach oder bei der Einnahme von Hormon-Mitteln auf.
Es kann aber auch sein, daß das Hormonsystem durch einfaches Bergabgehen des Gesundheitszustandes außer Tritt geraten ist.
Wenn die Situation noch nicht gravierend ist, genügt eine gut gemachte Basis-Regeneration. Sport hilft zusätzlich.

Sodann kann hochdosiertes Vitamin B6 die Hormonsituation regulieren. Frischzellen würden es mit hoher Wahrscheinlichkeit tun.
Aber den meisten Menschen in dieser Situation wird der mühevolle Weg über den Sport nicht erspart bleiben.

Venenentzündung

Die Venen transportieren das Blut zurück zu Lunge und Herz.
Wenn der Blutfluß zu langsam wird, kann es zu Stauungen kommen und im Anschluß daran zu Gerinnseln (das Blut stockt). Darauf folgt die Entzündung des verletzten Areals.
Das Wichtigste ist daher immer (Vorbeugung), den Blutfluß aufrechtzuerhalten, indem man regelmäßig Bewegung macht und Staus, wie durch langes Sitzen, vermeidet. Gefährdet ist man, wenn man Krampfadern hat.
Besonders nach Operationen ist man anfällig auf Venen-Entzündungen, weil man sich in dieser Zeit in der Regel wenig bewegt.
Wenn man eine Venenentzündung erst einmal hat, so muß man die einschlägigen Salben benützen, die der Arzt verschreibt. Auch kühle Alkohol-Umschläge helfen.
Es besteht immer eine gewisse Gefahr, daß sich so ein Blutgerinnsel loslöst und in die Lunge gerät.
Die zweite Gefahr bei einer Venen-Entzündung liegt darin, daß sich der Stau ausweitet und bläuliche Verfärbung eintritt.
Man sollte daher das entzündete Areal beobachten und stets im Bilde sein, ob sich die Entzündung ausbreitet oder zurückgeht. Sobald man merkt, daß die Entzündung größer wird, speziell wenn sie in Richtung Becken aufsteigt, sollte man sich gleich in Spitalsbehandlung begeben, weil nur dort effektive Maßnahmen (blutgerinnungshemmende Mittel alle 8 Stunden) getroffen werden können, und weil bei plötzlicher Verschlechterung gleich die richtigen Gegenmaßnahmen getroffen werden können.
Kurz gesagt: die Erkrankung ist nicht ungefährlich, und im akuten Fall sollte man eher den Arzt belästigen, als zuzuwarten. - Akutfall: Schulmedizin.
Wenn man an Krampfadern leidet und immer wieder kleine Entzündungen bekommt, so kann man sich von Zeit zu Zeit mit guten

Erfolgsaussichten Blutegel ansetzen lassen. Die Entzündungen (auch die Schmerzhaftigkeiten) werden dann deutlich seltener sein oder ganz aufhören!

Verstopfung

Durch jede Form der Darm-Trägheit wird der Stuhl langsamer transportiert, so daß er schließlich zu sehr eindickt und stockt. Das nennt man dann gemeinhin Verstopfung.

Als erstes würde ich versuchen, mehr zu trinken. Man glaubt es nicht, wie oft die Verstopfung an diesem einfachen Fehler liegt.
Zumeist leiden jedoch die Patienten häufig auch an anderen Erscheinungen, so daß eine Basis-Regeneration, die ja bekanntlich den Gesamt-Organismus regeneriert, all diese Dinge verbessert bzw. in Ordnung bringt, - so auch eine allfällige Verstopfung.
Sollte dies auch nicht gut genug sein, so sollte man seine Ernährung noch deutlicher umstellen, als es bei der Basis-Regeneration verlangt wird: ein frisch geschrotetes Müsli (nach Bruker) behebt die Situation dann in der Regel völlig.
Man muß auch beachten, daß falsche Darmbakterien zur Verstopfung führen können, und daß dies auch als Folge anderer Erkrankungen vorkommen kann, aber das steht natürlich auf einem anderen Blatt.

Wasser im Gewebe siehe „Ödeme“

Wirbelsäulen-Beschwerden

Sehr viele Beschwerden, die in anderen Körperstellen auftauchen, können in Wahrheit von der Wirbelsäule kommen.
Die Wirbelsäule ist ein Schock-Absorber, ähnlich wie ein Stoßdämpfer, so daß die Energien aus anderen Körperteilen oft in den Gelenken der

Wirbelsäule gespeichert werden. Dies führt nun dazu, daß sich die Wirbelsäule ihrerseits von der Gesundheit entfernt, so daß sie zu einer eigenen Quelle von Schwierigkeiten werden kann (siehe auch: Gliederschmerzen).

Denken Sie bei den folgenden Beschwerden auch (oder oft sogar in erster Linie!) an die Wirbelsäule als Ursache:

Halswirbelsäule:

Kopfschmerzen, Migräne,

Augenschmerzen, Augenflimmern, andere Sehstörungen,

Schmerzen im Nacken, in den Schultern (Schulter-Arm-Syndrom),

Schmerzen oder Prickeln in die Arme hinunter, Schmerzen oder Prickeln in den Fingern

Brustwirbelsäule:

Herzbeschwerden (sehr leicht zu verwechseln, besonders bei jüngeren Leuten!),

Stechen in Herz- oder Lungengegend,

gürtelförmiger Schmerz oder Prickeln im Brustkorb-Bereich,

Bauchschmerzen

Lendenwirbelsäule:

„Kreuzweh“, Unterbauch-Beschwerden, Unterleibsbeschwerden der Frauen,

Blasen-Beschwerden, Schmerzen in der Becken-Region,

Ischias-artige Schmerzen, Krämpfe in den Beinen (wenn Magnesium nicht hilft)

Prickeln in den Schenkeln oder Beinen (meist einseitig)

Abhilfen:

Massagen: meist hat es nicht viel Sinn, sich eine Krankenkassen-Massage verschreiben zu lassen, weil der Masseur nur für die 27,50 Schilling massieren wird, die er für die Massage bekommt. Suchen Sie sich - am ehesten privat - jemanden, die/der auch andere Massagen beherrscht als die üblichen und bezahlen Sie sie/ihn. Der Masseur wird selber spüren, wie er massieren muß, oder es ist der falsche Masseur für Sie.

Orthopäden: nur wenige Orthopäden können eine Wirbelsäule mit den Händen gut diagnostizieren und abtasten. Diese können dann auch manipulieren und notfalls „knacksen“. Solche Orthopäden sollten immer eine Hilfe sein, die man rasch spürt.

(Siehe auch „Listhese“)

Zuckerkrankheit (Diabetes Mellitus)

Die Zuckerkrankheit ist natürlich eine ernährungsbedingte Erkrankung. Sie ist die Folge der sogenannten „Zivilisationskost", die so sehr von der richtigen Ernährung des Menschen abweicht, daß diese Krankheiten provoziert werden und häufig entstehen.
Sie nimmt von Generation zu Generation zu, was manche Forscher zu der Annahme geführt hat, daß sich die schlechte Ernährung der Eltern auf das Geschick der Kinder auswirkt.
Die Bauchspeicheldrüse ist zu schwach oder ist durch ein Zuviel an „leicht aufschließbaren Kohlenhydraten" (Zucker, Weißmehle) überfordert worden, so daß sie nicht mehr genug Insulin produzieren kann.
Sicherlich gibt es angeborene Faktoren, welche diese Krankheit begünstigen, in seltenen Fällen ist dieser Faktor so stark, daß bereits Kinder erkranken („juveniler Diabetes"). Aber in den meisten Fällen hat man sich die Krankheit selber gemacht. Vielleicht hat man es nicht besser gewußt, aber das ändert nichts an der Tatsache...
Ist die Krankheit bereits voll zum Ausbruch gekommen, so muß man Medikamente nehmen oder Insulin spritzen.
In den Anfangsstadien kann man die Zuckerkrankheit durch rasche und konsequente Ernährungsumstellung abfangen, aber man muß dann wissen, daß man dazu neigt und Zucker komplett aus der Nahrung streichen.
Ist die Krankheit nicht mehr wegzukriegen, dann besteht das Hauptproblem in den sogenannten „Spätfolgen". Diese sind hauptsächlich alle Spielarten der Adernverkalkung (Arteriosklerose, siehe dort), aber auch raschere Alterung der Gelenke, Venen und anderer Teile des Organismus. Die Verkalkung äußert sich in hohem Blutdruck, Herzerkrankungen, Durchblutungsstörungen in den Beinen (Zehen) und im Gehirn. Diese Folgen treten erst nach Jahren bis Jahrzehnten auf.
Aber genau aus diesem Grunde sollte man möglichst früh mit den Vorkehrungen beginnen!
Was man also zusätzlich zur schulmedizinischen Therapie machen sollte:

Ernährung:
Erstens genügt es nicht, eine „Diät" zu machen. Eine Diät ist ein „Sich-Nach-Der-Situation-Richten". Es gibt Magen-, Leber-, Galle-, Nieren-Diäten, aber leider dienen diese immer nur dazu, mit der Krankheit leich-

ter zurande zu kommen, ohne eine Verbesserung der Ernährung zu sein. Gerade bei der Zuckerkrankheit ist aber die Verbesserung der Ernährung sehr wichtig, weil sich ja die Krankheit auf einer fehlerhaften Ernährung aufbaut.

Meist wird dem Kranken heute geraten, Kohlenhydrate zu meiden und Fleisch zu essen. Gerade das fördert jedoch die Arterienverkalkung.

Die richtige Maßnahme geht sicherlich in die Richtung der „Körndlkost". Man kann Kohlenhydrate essen, aber in der natürlich vorkommenden Form, sonst nicht! Keine bearbeiteten Produkte. Rohkost ist vorzuziehen. (Siehe Kapitel „Ernährung").

Diese Maßnahme hat zudem den Vorteil, daß die Schwankungen des Blutzuckers deutlich geringer werden, so daß man mit den Medikamenten (Insulin) nicht so hektisch kompensieren muß. Durch die fehlenden Schwankungen werden auch die Spätfolgen hinausgezögert!

Weitere Maßnahmen:

Vitamine zusätzlich zur Ernährung, speziell Vitamin B3 und C.

Basis-Regeneration alle 1 - 2 Jahre, weil ja die Zuckerkrankheit ständig die Gesundheit untergräbt!

In fortgeschrittenen Fällen, wo bereits Durchblutungsstörungen vorhanden sind, wird Ozon-Therapie und Chelat-Therapie von großem Nutzen sein (siehe Arteriosklerose, Durchblutungsstörungen).

Kapitel 4

Grundsätze

Grundsätze
(chronische Krankheiten)

Der Organismus kann von sich aus nicht anders als gesund zu sein. Man muß daher aktiv etwas tun - oder unterlassen - so daß er krank wird.

#

Es mag Erbfaktoren geben;
Dennoch muß der Mensch die Gesundheit selber untergraben, damit diese wirksam werden und damit Krankheit auftritt.

#

Der Grad der vorhandenen Gesundheit wird bestimmt durch:
a) krankheitsfördernde Faktoren (Belastungen wie schlechte Ernährung, Stress, ungünstige Erbfaktoren, wenig Sport, etc. ...) ***sowie***
b) gesundheitsfördernde Faktoren (die richtige Ernährung für sich finden, Sport, Vitamine nehmen, im Krankheitsfall: gesundheitsfördernde Therapien machen, etc. ...)
Diese beiden Gruppen von Maßnahmen wirken einander entgegen und bestimmen, wie weit man sich von der Gesundheit entfernt.

#

Es gibt nicht die zwei Zustände „gesund" und „krank",
sondern es befindet sich ein längerer Weg zwischen Gesundheit und Krankheit, wo der Gesundheitszustand meist längere Zeit bergab geht, bevor Krankheits-Erscheinungen auftreten.

#

Der Umstand, daß keine Krankheitserscheinungen erkennbar sind, bedeutet daher nicht, daß Gesundheit da ist.

#

Nur die Selbstheilungskräfte machen den Organismus gesund.
Daher ist es die erste Aufgabe des Arztes, diese zu verbessern, bevor er irgend etwas anderes macht.

#

Den Selbstheilungskräften muß es gestattet sein, die Krankheit zu beenden.
Wenn man (meist medikamentös) das Immunsystem daran behindert, die Krankheit zu beenden, so wurde die Krankheit nicht wirklich besiegt. Dies hat ein etwas behindertes Immunsystem zur Folge, sowie ein wenig chronische Krankheit, die nun im Körper übrigbleibt.
Die Neigung zu chronischer Krankheit (Halbgesundheit) hat begonnen.

#

a) Die verschiedensten Ursachen können „ein und dieselbe" Krankheit bewirken.
Siehe als Beispiel die beiden jugendlichen „Polyarthritis"-Fälle (zu finden unter „Arthritis", Unterkapitel „Polyarthritis"): völlig unterschiedliche Ursachen führten zur „gleichen" Krankheit.
Völlig unterschiedliche Therapien führten daher zum Heilerfolg.

Daher müssen bei jeder Person unterschiedliche Maßnahmen angewandt werden, will man Heilung erzielen.

b) Ein und dieselbe Ursache kann ganz unterschiedliche Krankheiten bewirken.
Daher ist die Idee falsch, eine bestimmte Krankheit mit einer bestimmten Therapie behandeln zu können. Man sollte aufhören, auf diesem Irrweg zu bleiben.

#

Eine Krankheit beginnt immer einige Zeit früher als ihre Erscheinungen auftreten.
Wenn man nach Ursachen forscht, muß man daher immer in der Zeit davor forschen.

#

Oft folgt die jetzige Erkrankung einer früheren, indem man die frühere nicht ausheilt, sondern nur unterdrückt.

Darauf aufbauend:
Meistens kann man eine Erkrankung dadurch ausheilen, indem man - ungeachtet der jetzigen Krankheit - die „frühere" Erkrankung behandelt.
(Siehe zum Beispiel Fall 1 der beiden jugendlichen „Polyarthritis"-Fälle)

#

Die Ursachen von chronischen Krankheiten sind meist:
a) langdauernde Fehler in der Lebensführung,
b) eine falsche medizinische Behandlung früherer Krankheiten.
(Man möge das bitte nicht falsch verstehen, vor allem nicht als böse Attacke gegen Ärzte oder die Schulmedizin. Aber Grundsätze sind Grundsätze, und wenn sie wahr sind, sollen sie aufgeschrieben werden. Diese sind in dieser Formulierung leider wahr. Man muß eine Krankheit in Richtung Heilung, in Richtung mehr Gesundheit behandeln. Dies wird heute in großem Rahmen und in den allermeisten Fällen nicht getan. Durch das Behandeln von Symptomen und dadurch, daß man nur eine scheinbare Beschwerdefreiheit erreicht (chemische Medikamente), darf sich der Gesundheitszustand weiter verschlechtern, und weitere bzw. andere Krankheiten treten auf. Hätte man an dem Punkt der früheren Krankheit die Gesundheit verbessert statt Medikamente zu geben, wäre es nicht zu diesem Verlauf gekommen.)
Siehe auch das Kapitel „Basis-Regeneration": nur verbesserte Selbstheilungskräfte können Gesundheit herbeiführen.

#

Gemäß der Definition der Naturheilkunde („Lehre der Krankheitsbehandlung, die auf die Steigerung der dem Menschen innewohnenden Naturheilkräfte (Selbstheilungskräfte) hinzielt. Diese müssen unterstützt, krankheitsfördernde Faktoren ausgeschaltet werden") ***hat man bei der Krankheitsbehandlung zwei Möglichkeiten:***
a) die Krankheitsursachen ausschalten,
b) die Selbstheilungskräfte anregen.
Daraus folgt:
Wenn man die Ursachen nicht kennt (a), hat man immer noch hervorragende Möglichkeiten, eine Krankheit zu heilen: man überläßt es einfach den Selbstheilungskräften (regt b an), denn diese sind ohnehin die einzige Instanz, die Gesundheit herbeiführen kann.

Kapitel 5

Wissenswertes und Wichtiges

für die Gesundheit

Ernährung

Die Ernährung des Menschen ist nicht genau definiert.
Man kann nur eine „Annäherung" in der Weise machen, daß man sagt: unter diesen und jenen Umständen gedeiht ein menschlicher Organismus am besten:

Jeder muß seine eigene Ernährungsform finden.
Diese stimmt mit hoher Wahrscheinlichkeit nicht mit derjenigen Ernährung überein, welche die Person anerzogen bekommen hat, an die sie sich mittlerweile gewöhnt hat, oder die sie als „normal" oder „üblich" betrachtet.

Es gibt einen Rahmen, innerhalb dessen eine Person die Ernährung finden soll, die für sie am besten ist.
Der Rahmen ist folgender:

1) Gemüse, Salate, Obst. Dies sollte mengenmäßig im Vordergrund stehen. Man braucht Wurzelgemüse und Blattgemüse. Man sollte jedenfalls immer wieder etwas „Grünes" essen. Rohkost ist vorzuziehen. Rohkost sollte vor etwas Erhitztem gegessen werden.

2) Kohlenhydrate. Dies sind die Energiespender, die der Organismus „verbrennt", um Energie zu erzeugen: u. a. Getreide (Reis, Weizen, Hafer, Gerste...), Kartoffeln, etc. Man sollte aber wissen, daß diese Kohlenhydrate bereits in den obigen Gemüsen ebenfalls enthalten sind. Je mehr man diese Dinge vor dem Verzehr bearbeitet, umso mehr verlieren sie an Wert. Zuletzt steht der Zucker, welcher ein reines Industrieprodukt ist, und der daher die Gesundheit am meisten untergräbt (wenn regelmäßig zu sich genommen).

3) Fisch und Fleisch. Man kann wohl sagen, daß dies eher als Garnierung verwendet werden sollte, jedenfalls nicht als Zentrum der Speisen, so wie es derzeit bei uns üblich ist.
Jeder Mensch braucht unterschiedlich viel davon, auch von Zeit zu Zeit verschieden. Aber es ist mit Sicherheit weniger als die Mengen, die derzeit bei uns üblich sind.
Milchprodukte (Milch, Käse, Joghurt) fallen meist unter dieses Kapitel (Eiweiß, Proteine). Wenn man nicht an einer (meist unterschwelligen) Unverträglichkeit leidet, so gehören die Milchprodukte zur „Garnierung" der Punkte 1 und 2.

Bei der Ernährung muß man auch bedenken, daß es Nahrungsmittel gibt (Punkt 1 bis 3) und Genußmittel. Heute ernähren sich viele Menschen hauptsächlich mit Genußmitteln, was ihre Gesundheit untergräbt.

Früher wurde statt künstlichen Haltbar-Mitteln „milchsauer vergoren". Auf Derartiges sollte auch heute nicht verzichtet werden (z.B. Sauerkraut, roh).

Die individuelle Ernährungsform kann variieren, also von Mensch zu Mensch unterschiedlich sein.
a) Das liegt zum Teil an seinen bisherigen Gewohnheiten. Diese sind bei einer Umstellung der Ernährung nicht völlig zu verleugnen. Der Organismus hat gelernt, sich mit dem bisher Angebotenen zu arrangieren und das Beste daraus zu machen. - Insbesondere deshalb wird man bei älteren Leuten eher nicht mehr viel verändern, weil sonst mehr Schwierigkeiten auftreten als Nutzen. In diesen Fällen wird man bloß einige notwendige Korrekturen vornehmen.
b) Das liegt aber auch sozusagen an seinem „Stammbaum". Jemand, der vom Eskimo abstammt, wird aus einer anderen Ernährungsform besten Nutzen ziehen können als ein Asiate, der einen „Reis-Hintergrund" hat.
Aber in jedem Falle ist die heutige Zivilisations-Kost keine Grundlage für die Gesundheit.

Vitamine

Ich spreche in diesem Buch häufig über Vitamine.
Vitamine gehören in derjenigen Dosierung, in welcher sie nützlich werden, rechtlich leider zu den Medikamenten und nicht zu den „Nahrungsmittelzusätzen", wie es richtiger wäre. Daher sind sie (außer in England) im Handel nicht erhältlich.

Man muß wissen, daß Ärzte fast nichts über Vitamine lernen und daher nicht ausgebildet sind.
Die Vitaminkunde ist ein eigenes Wissensgebiet in der Medizin.
Es gibt 3 Gemeinplätze (abgegriffene, nichtssagende Redensarten), die Ärzte gelernt haben, die auch regelmäßig in den Zeitungen zitiert werden und die daher auch von den Menschen „gewußt" werden. Sie sind falsch:
1) „Nicht zu viel an Vitaminen geben, sonst gibt es eine Überdosierung",
2) „Wenn schon Vitamine geben, dann möglichst nur 1 Vitamin gezielt verabreichen",
3) „Mit gemischter Kost nehmen die Menschen genug Vitamine zu sich."

Die Nahrung der Menschen ist aus vielerlei Gründen nicht mehr zureichend:
a) Die Nahrungsmittel werden von Viaminen befreit (oft damit sie nicht „verderben" können). Führt zu Vitamin- und Mineralien-Mangel. (Zucker, Mehl,...)
b) Die Nahrungsmittel werden unreif gepflückt, sie reifen daher nicht echt, sondern sie „liegen sich weich". Dies führt zu Vitamin-Mangel. (Obst...)
c) Die Nahrungsmittel werden weit transportiert und verlieren nicht nur ihre Frische, sondern auch an Vitaminen.
d) Die Menschen „ernähren" sich zu sehr von Genußmitteln statt von Nahrungsmitteln.
Und ähnliche Gründe führen zu Vitamin-Verlusten.
Außerdem enthält die moderne Nahrung diverse Chemikalien. Vitamine und Chemikalien sind Gegenspieler. Dies führt zu einem rascheren Vitamin-Verbrauch.

Erhöhte Anforderungen:
Nicht ausgeheilte Krankheiten fordern einen Mehrbedarf an Vitaminen.
Bestehende chronische Krankheiten fordern einen Mehrbedarf an Vitaminen.

Medikamente sind üblicherweise „Chemikalien“, was bedeutet, daß sie einen Mehrbedarf an Vitaminen verursachen! (Beispiel: Aspirin (ein fieber-unterbrechendes, entzündungsbehinderndes, gerinnungsstörendes Medikament) verbraucht rasch Vitamin C. Daher hat wohl der Hersteller Vitamin C beigefügt. Jetzt heißt es „Aspirin C“. Leider glauben viele Menschen, daß sie damit „Vitamin C“ einnehmen. Die Menge des Vitamin C im „Aspirin C“ genügt jedoch üblicherweise keineswegs, um einen grippalen Infekt abzuwehren, sondern vielleicht, um den erhöhten Bedarf abzudecken, welcher durch die Einnahme der Medikamente entsteht.)
Stress verursacht einen Mehrbedarf an Vitaminen.

Durch diese diversen Gründe geschieht es, daß die Menschen im Normalfall immer zuwenig Vitamine haben.
Anders als jedoch in früheren Zeiten handelt es sich nicht um einen Mangel an einem Vitamin (Beri-Beri, Skorbut, etc.), sondern um einen generellen unterschwelligen Mangel. Er führt zu Infektanfälligkeit, Müdigkeit, Erschöpfung, Haarausfall, „niedrigem Blutdruck“ und zu herabgesetzter Gesundheit (und damit zu Krankheitsanfälligkeit!). Er führt dazu, daß die Selbstheilungskräfte unterminiert werden und sie die Gesundheit weder aufrechterhalten noch wiederherstellen können!
Leider ist er mit üblichen Vitamin-Präparaten nicht zu beheben. Weil diese als „Medikamente“ gelten, müßten sie vom Arzt verschrieben werden, was meist nicht geschieht (er ist anders indoktriniert), also bekommen sie die Leute nicht.
Außerdem sind die Präparate 1) völlig unzureichend, um die Mängel wirklich auszugleichen, und 2) hat der Mangel (meist schon jahrelang bestanden!) sozusagen dazu geführt, daß „der Motor abgestorben“ ist; man muß ihn also neu anwerfen, und genau aus diesem Grunde muß man eine Basis-Regeneration machen. Wenn man das nicht tut, springt er Motor nicht mehr an, die Vitamine, die man oben hineinschluckt „kommen hinten wieder raus“, ohne daß der Organismus sie zur Wiederherstellung der Gesundheit verwenden hat können.
Zu den Vitaminen gehören auch Mineralien und ca. 60 Spurenelemente, deren Mangel oft sehr verborgen sein kann. Daher gehören diese Dinge zu einer gut gemachten Basis-Regeneration dazu!

Medikamente

Chemische Medikamente sind chemische Substanzen mit Giftwirkungen.
Die einen Giftwirkungen betrachtet jemand für erwünscht, die anderen Giftwirkungen dagegen für unerwünscht.
Man hat die beiden Dinge dann umbenannt und das eine „Wirkung" genannt und das andere „Nebenwirkung".
Man darf jedoch nicht übersehen, daß es sich weiterhin um Giftwirkungen handelt.
Eine blutdrucksenkendes Medikament wirkt beispielsweise dadurch, daß es die Muskulatur der Arterien lähmt. Dadurch können diese das Blut nicht halten und es versackt ein wenig, - wodurch der Blutdruck sinkt.
Wenn man es so betrachtet, so wird einem schon eher klar, daß es a) eine Giftwirkung ist, die hier lähmend auf den Organismus einwirkt und b) daß es nur eine „Krücke" ist, welche ihre Wirkung ausübt, solange der Organismus das Gift noch nicht eliminiert hat, und sobald er es eliminiert hat, muß man es erneut einnehmen.
Der kranke Organismus bekommt dadurch eine Mehrarbeit (das Mittel muß verarbeitet und ausgeschieden werden) und außerdem ist so ein Medikament bei weitem keine echte Behandlung des erhöhten Blutdrucks im Sinne einer Heilung.
So geht es mit den zahllosen Chemikalien weiter, mit welchen die Menschen behandelt werden.
Wenn man diese Gedanken weiterverfolgt, wird es klar, daß diese Medikamente nur für den „akuten" Gebrauch akzeptabel sind, - also nur dazu, um eine augenblickliche Gefährdung auszuschalten.
Sobald man jedoch die augenblickliche, akute Gefahr unter Kontrolle gebracht hat, sollte man sofort darangehen, die Verhältnisse im Organismus derartig zu korrigieren und zu verbessern, so daß der (zuvor ja vorhandene) gesunde Zustand wieder einkehrt.

Diese zweite Aktion (die Gesundheit wiederherstellen) ist jedoch das, was heute in der Regel nicht gemacht wird, wodurch die Krankheiten weitermachen dürfen und der Organismus zusätzlich mit Chemikalien belastet wird.

Weiters muß man bedenken, daß Chemikalien ein Mehr an Vitaminen verbrauchen und so zu Mängeln führen.

Drogen

Das Kapitel „Drogen“ teilt sich in zwei Teile:
a) die „Straßendrogen“, wie man sagt, und
b) die psychiatrischen Drogen.
Im Prinzip unterscheiden sich die beiden Dinge nicht:
sie verändern die Persönlichkeit,
sie machen süchtig,
sie verschleiern das eigentliche Problem der Person,
sie machen die Person unverantwortlich,
man braucht mit der Zeit mehr davon, um die gleiche Wirkung zu erzielen,
man hat große Schwierigkeiten, sie wieder abzusetzen (Entzug).
a) wird genommen, weil die Person (fälschlicherweise) meint, es entstehe ein Vorteil dadurch,
b) wird gegeben,weil jemand anderer (der Arzt, der Psychiater) fälschlicherweise meint, es entstehe ein Vorteil dadurch.
Es entsteht natürlich kein Vorteil dadurch.
„a“ ist nicht das wirkliche Problem der Bevölkerung, sondern „b“!
Es ist unglaublich, wie viele Menschen bereits unter Drogen stehen, weil sie sie vom Arzt verschrieben bekommen haben! Oft wissen sie gar nicht, daß es so etwas ist. Sie merken nach einer Weile, daß sie davon nicht mehr loskommen, weil starke Entzugserscheinungen vorhanden sind.
Leider ist die Entzugs-Zeit wesentlich höher, als bei den Straßendrogen. Von Heroin kann man innerhalb einer Woche herunterkommen, von den psychiatrischen kann es Monate und Jahre dauern.
Eine der längsten Entzugszeiten hat Nikotin.
Wenn man von den Drogen herunter will, treten zweierlei Dinge in den Vordergrund:
1) diejenigen Dinge, weswegen man die Droge ursprünglich genommen hat, werden in übertriebener Weise deutlich,
2) die drogen-eigenen Entzugserscheinungen treten hervor.
Man hat also dann beim Versuch, die Droge abzusetzen zwei Probleme, statt nur eines, wie davor.
Ich habe mich immer über folgendes Phänomen in meiner Praxis gewundert: Eine Patientin kommt zu mir, ich mache einen Therapieplan für sie (meistens sind es Frauen, die solche Drogen nehmen), ich vereinbare alles mit ihr, wir machen Termine aus (oft sind sie begeistert, meistens einfach guter Dinge, wenn sie weggehen) und sie schauen positiv in die Zukunft für unsere Therapie.

Als nächstes passiert dann folgendes: es dauert einige Stunden bis einige Tage, bis sie anruft und alles absagt (oder jemand anderen damit beauftragt). Meine Mädchen am Telefon „warten“ schon darauf, daß das passiert, und sie erzählen auch, daß die Patienten dann sogar entrüstet sind oder böse, oder in irgendeiner Mißemotion. Oder sie kommen einfach nicht.

Dies passiert zu 95 %, wenn Patienten derartige Drogen nehmen.
Hier kommen wir dieser Wirkung auf die Spur: diese Drogen verändern das Denken und das Gefühlsleben; Sie erzeugen eine Wirkung „als ob“. Diese Menschen machen den Eindruck, als ob sie normal wären. Sie machen den Eindruck, als ob sie normal reagieren würden, als ob man sich wie mit jemandem Normalen Termine ausmachen würde, als ob man sich auf sie verlassen könnte, etc.

So kommt es, daß man den Drogen nachsagt, daß sie unverantwortlich machen. Die Person merkt nicht, daß sie die Dinge nicht richtig einordnet und verarbeitet. Dann regt sie sich über etwas auf, was nicht adäquat ist, dann regt sie sich über etwas nicht auf, über das sie sich aufregen sollte, etc. Mit der Zeit werden diese Menschen immer etwas apathischer, was man fälschlicherweise mit „ausgeglichen“ interpretiert.

Wenn jemand in Verwirrung ist, und dafür Drogen bekommt, so ist er natürlich weiter in Verwirrung und bekommt zusätzlich Drogen. Er reagiert dann wie ein Verwirrter, aber unvorhersehbar und möglicherweise ruhig. Aber jedenfalls hat er dann keine Chance mehr, auf natürliche Weise seine Verwirrung abzulegen, indem er sich neu orientiert, wie es sein sollte.
Und so ist es mit all den anderen „Gründen“, weswegen die Drogen verschrieben werden. Die Menschen können ihre Situation nicht in Ordnung bringen, wie es sein sollte, sondern sie kommen in den Scheinzustand, daß alles in Ordnung wäre. Für Geschäftsleute besonders schlimm, für Kinder fatal, weil sie zu „Druggies“ werden, aber im Prinzip für jeden falsch.
Drogen sind keine Lösung, sie sind das Gegenteil davon.
Fangen Sie sich damit von vornherein nichts an.
Reparieren Sie jede Situation gleich in ihrem Anfangsstadium, ordnen Sie Ihr Leben so wie es am besten ist.
Und gehen Sie nicht zum Arzt und sagen ihm, daß Sie sich irgendwie schlecht fühlen: derzeit bekommen Sie in solchen Situationen Drogen. Leider. Die Devise: „In Ordnung bringen“ statt Drogen nehmen.

Körperliche Bewegung, Sport

Ein Organismus wird in gutem Zustand verbleiben, wenn ständig von ihm verlangt wird, daß er gut funktioniert.
Vergleichen wir es mit einem Betrieb: wenn 30 Menschen in einer Werkstätte zur Produktion von Schachteln beschäftigt sind, und wenn diese Werkstatt nur 10 Schachteln pro Tag produzieren muß, dann bleibt sehr viel Zeit für Unfug.
Ein gut geführtes Unternehmen gleicht einem guten Organismus (man spricht ja auch von „organisieren"): die verschiedenen Abteilungen des Betriebes greifen Hand in Hand ineinander, so wie die verschiedenen Organe es in einem Organismus tun.
Wenn man von einem Betrieb ständig fordert, daß er sehr produktiv ist, so hält das die ganze Organisation in Schuß: wenn er 100 Schachteln „mit links" machen kann, dann kann man von ihm auch 120 Schachteln täglich verlangen, und der Betrieb wird es mit Freude tun.
Aber in einer Organisation, von der man viel zuwenig verlangt, wird es Schlendrian und schlechte Moral geben: Die Angestellten („Organe") werden sich beschweren, daß 10 Schachteln pro Tag schon zu viel sind, sie werden bessere Bedingungen fordern, chronisch mißmutig und unfreundlich sein und ständig so etwas wie einen revoltierenden Geist an sich haben. Und die Mitarbeiter von einer solchen Organisation, die jahrelang 10 Schachteln produzierte, werden aufstöhnen, wenn man elf von ihnen verlangt. Und so ähnlich ist es mit Ihren Organen: Wenn Sie diese nicht ständig zu guter, akzeptabler Leistung herausfordern (nicht nur die Kaumuskeln!), dann geben Sie dem Körper Gelegenheit, auf abartige, betriebsfremde Ideen zu kommen (= Krankheit)!
Sie brauchen nicht jedes einzelne Organ zu trainieren, Sie brauchen nur den Organismus als gesamten zu trainieren, um das sinnvolle Zusammenwirken aller Organe und Organteile hervorzurufen. Das tun Sie mit Sport.
Die für unsere Art Körper günstigste Bewegungsform ist Laufen: langsames Joggen, 20 Minuten pro Tag. Jede andere Art von (ausgiebiger) körperlicher Betätigung ist entschieden besser als keine.
Das sinnvolle Zusammenwirken ist das Gegenteil von sinnlosem Einzelgängertum, was im Falle des Organismus Krankheit bedeuten würde. Wenn Sie das sinnvolle Zusammenwirken auf gutem, hohem Niveau halten, so bedeutet das zugleich, daß Sie stets großen Abstand zu einer eventuellen Krankheitsneigung halten.

Die mentale Seite des Sports

Sport hat noch einen anderen Zweck; diesmal spreche ich eher von Wettkampfsport; - keineswegs von Hochleistungssport, sondern lediglich von „Wettkampf“-Sport, den jeder in irgendeiner Weise machen kann.
Jeder, der Sport in diesem Sinne betrieben hat, wird sehr genau verstehen, was ich meine und wovon ich spreche.
Es geht um die Fähigkeit, eine gerade Linie zu gehen, ohne sich aus der Bahn werfen zu lassen.
Wenn man ein bißchen wagemutig sein möchte, kann man durchaus sagen, daß das Leben ein Spiel ist, genauso wie Tennis, Schach, Fechten oder Fußball. Daher kann man Parallelen ziehen.
Im Wettkampf lernt man, sich etwas vorzunehmen, diese seine Absichten genau zu kennen und seine Absichten durchzubringen.
Man lernt, sich durch die Absichten anderer, durch Zufälle oder durch Widerwärtigkeiten nicht aus der Bahn werfen zu lassen und solche wertvolle Dinge.
Man lernt Selbstdisziplin in jener Hinsicht, - daß man sich weigern muß, aufzugeben, bald klein beizugeben, wenn es nicht läuft, und allgemein den Absichten anderer (der Gegner) nicht gleich Folge zu leisten.
Man lernt all jene Eigenschaften, die notwendig sind, das Leben selbst zu bestimmen und nach eigenen Vorstellungen zu gestalten.
Man lernt, seine Gedanken zu ordnen und in eine Richtung auszurichten.
Man lernt, seine Aufmerksamkeit auf die richtigen Dinge zu legen und nicht auf die falschen. Man lernt die Tatsache kennen, daß das geschieht, was man denkt. Wenn man das Falsche denkt, geschieht das Falsche.
Wenn man stark und beständig genug ist, dabei zu bleiben, was man sich vorgenommen hat, dann werden die gegnerischen Absichten weichen und die Dinge sich nach seinen eigenen Vorstellungen ausrichten.
Läßt man sich von dem Sammelsurium an Zufälligkeiten, aus dem das Leben besteht, die „Richtung“ aufzwingen, ohne selber einen Plan zu haben, so wird man Patient. Man läßt es zu, daß man nicht die Verursachung seines Lebens ist, sondern der Wirkungspunkt.
Es ist eine entscheidende Qualität im Hinblick auf das Leben überhaupt und im Hinblick auf seine Gesundheit, - wenn man sich selbst und das Leben im Griff hat, wenn man in der Lage ist, die Richtung zu bestimmen, und wenn man die Fähigkeit hat, eine gerade Linie beizubehalten, komme was da wolle.

Zucker

Ich habe im Kapitel „A - Z“ den Zucker hin und wieder als krankmachenden Faktor erwähnt.

Gemeint ist der Industriezucker. Gemeint sind nicht jene Kohlenhydrate in ihrer natürlichen Form, welche im Obst und im Gemüse und in all den natürlichen Nahrungsmitteln enthalten sind!

Gemeint ist das Produkt der Industrie, welches peinlichst genau von allen Vitaminen, Mineralien, Spurenelementen und Enzymen gesäubert wird, und das in allen möglichen „modernen“ Nahrungsmitteln enthalten ist, und das selbst der Koch und die Hausfrau gedankenlos verwenden, ohne zu wissen, daß sie unter Umständen damit beitragen, die Gesundheit zu untergraben.

Man muß bedenken, daß Zucker in der Natur in dieser Form nicht vorkommt, und daß er daher ein Ungleichgewicht verursachen wird, wenn er in einer gewissen Regelmäßigkeit zu sich genommen wird.

Da er ein Produkt ist, bei welchem Vitamine und Mineralien vollständig entfernt wurden, fragt sich der Organismus (wenn er ihn als Nahrung zugeführt bekommt): „...wo sind all die Vitamine und Mineralien, Spurenelemente und Enzyme??“. Da sie nicht da sind und auch nicht kommen, entsteht ein Mangel. Wenn dauernd zu sich genommen, entsteht ein dauernder Mangel.

Dieser dauernde Mangel führt in der Folge zu einer Behinderung der Selbstheilungskräfte, - und so wird der Boden für Krankheit gelegt.

Es gibt jedoch noch eine zweite krankmachende Eigenschaft des Industriezuckers: er bildet den Nährboden für falsche Bakterien und für Pilze.

Der Zuckergenuß führt darüber hinaus offenbar zur Sucht. Diese zeigt alle Eigenschaften, die eine Sucht zu zeigen pflegt (siehe unter „Drogen“). Daher hat man oft große Schwierigkeiten, davon loszukommen, und man schafft es mitunter gar nicht ohne eine exakte Basis-Regeneration.

Man unterbricht mit dem Zuckergenuß einen natürlichen Kreislauf, was die Skizze auf der nächsten Seite veranschaulichen soll.

Die Pflanze hat den umgekehrten Stoffwechsel wie der Mensch. Die Pflanze - könnte man sagen - speichert für uns die Energie, so daß wir durch ihren Verzehr die Energie wiedergewinnen können. Dies funktioniert aber nur, wenn wir die Pflanze essen.

Die „wissenschaftliche“ Einteilung der Nahrung in Kohlenhydrate, Eiweiß und Fette hat dazu geführt, daß man „wissenschaftlich“ tatsächlich geglaubt hat, daß man den Menschen mit Kohlenhydraten, Eiweiß und Fetten ernähren kann, anstatt weiterhin mit dem, was draußen wächst. Mit dem, was draußen wächst, hat sich der Mensch durch die Millionen von Jahren aufwärtsentwickelt. Dies kann man nicht - und sollte man nicht - gedankenlos über den Haufen werfen, weil man glaubt, gescheiter zu sein.

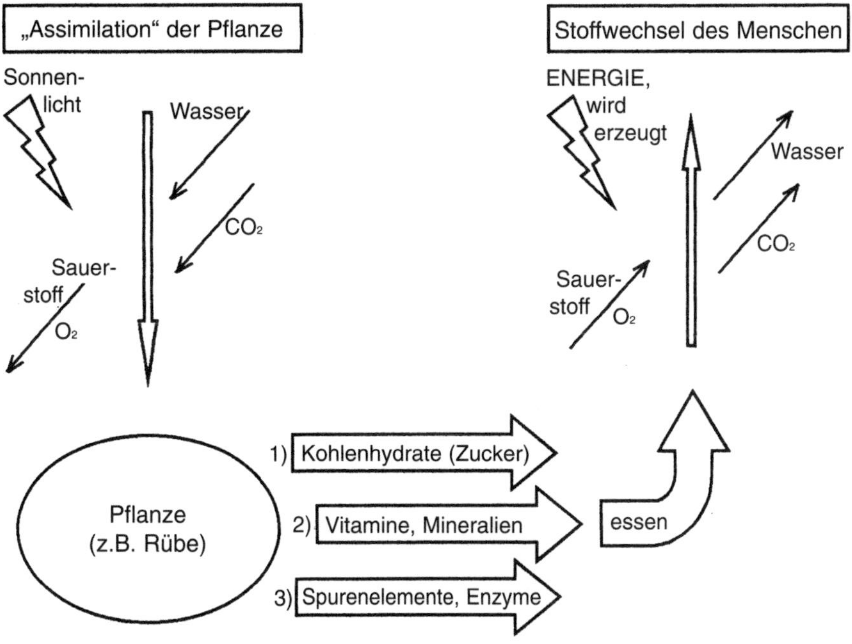

Durch Sonnenlicht, Wasser und Kohlendioxyd (aus der Luft) baut sich die Pflanze auf. In unserem Fall ist es eine Zuckerrübe. Wenn der Mensch diese ißt, so läuft genau der umgekehrte Vorgang ab, wobei die Energie wieder frei wird. Diese wird von den Körperzellen zur Lösung ihrer Aufgabe benötigt.
Ißt er es nicht, sondern bloß die isolierten Kohlenhydrate (Zucker) und wirft sozusagen den Vitaminanteil weg, so gerät die Energiegewinnung und somit der gesamte Haushalt im Organismus mit der Zeit außer Tritt.

In den meisten Fällen ist die Energie-Gewinnung, so wie oben beschrieben, zumindest zu einem gewissen Prozentsatz geschädigt. Die obigen Verhältnisse werden durch eine Basis-Regeneration ebenfalls in Ordnung gebracht; dies ist einer der Gründe, warum diese Prozedur den Namen „Basis-Regeneration" bekommen hat.

Die Bakterien-Flora

Wir leben mit ungefähr so vielen Bakterien zusammen, wie unser Organismus Zellen hat.
Aus diesem Grunde ist es nicht egal, ob diese Bakterien „die richtigen" sind, oder die falschen. Und: selbst wenn sie „die richtigen" sind, so kann man durch bloßes Draufschauen im Mikroskop nicht unterscheiden, ob sie gesund sind oder lahm und krank; nur die gesunden und die richtigen Bakterien, werden mit unserem Organismus ein gesundes Ganzes bilden können, das Gefahren und Krankheiten abwehren kann!
Gesunde Bakterien leben mit unserem Organismus in einer Symbiose. Das bedeutet, daß beide aus einem Zusammenleben und Zusammenwirken einen Vorteil ziehen, und daß beide zusammen lebensfähiger sind.
Durch viele mögliche Einflüsse werden die Bakterien geschädigt, - unter anderem durch unnatürliche Ernährung, durch Konservierungsmittel, durch andere Chemikalien und durch Antibiotika. Diesen Dingen kommen wir gar nicht aus, und daher sind bei fast allen Menschen die Darmbakterien geschädigt.
Dies äußert sich entweder vorerst gar nicht, oder an Darmproblemen, oder an herabgesetztem Allgemeinzustand, oder erst später daran, daß eine chronische Krankheit aufgetreten ist (z.B. Allergien, Asthma oder Rheuma).
Ein Mensch tut gut daran, die Dinge, die innerhalb seiner Verantwortung liegen, in Ordnung zu halten, - und dazu zählen auch die Darmbakterien. Weil sie durch die heutigen Umstände einer ständigen Gefährdung ausgesetzt sind, ist es notwendig, daß man aktiv daran arbeitet, sie mittels bakterien-fördernder Medikamente und mittels guter Ernährung bei Laune zu halten.

Trinken

Trinken ist dazu da, um dem Organismus genug Lösungsmittel zuzuführen, damit er seinen Abfall darin auflösen und ausscheiden kann.
Es ist daher richtig, wenn man Wasser trinkt, ohne daß darin bereits zu viele Dinge enthalten sind. Denn je mehr bereits darin enthalten ist, umso weniger kann es als Lösungsmittel für neue Aufgaben dienen. Möglichst leeres Wasser (also auch nicht unbedingt Mineral-Wasser) ist das Beste.
Volvic-Wasser wäre das leerste Wasser, das es dzt. auf dem Markt gibt. Man kann natürlich auch Kräuter- und Früchte-Tees nehmen.
Heute trinkt man leider fast nur mehr „Getränke“, in welchen viele Dinge enthalten sind, was dem obigen Prinzip nicht entspricht. Meist ist sogar Zucker drin.
Milch ist zum Beispiel ganz das Gegenteil: es ist kein Getränk, sondern ein flüssiges Nahrungsmittel (für Kälber). Solange die Kälber keine Zähne haben, bekommen sie die Nahrung in flüssiger Form und speicheln sie zudem beim Saugvorgang gehörig ein. Milch ist also kein Getränk, es dickt die Körperflüssigkeiten viel eher ein, als daß sie sie verdünnt.
Man sollte als Faustregel täglich 1 1/2 bis 2 Liter leeres Wasser trinken. Je mehr man sich von einer natürlichen Ernährung entfernt, umso mehr muß man trinken. Wenn Sie sich (auf der Skizze im Kapitel „Zucker“) die Abfallprodukte des idealen Stoffwechsels des Menschen ansehen, so werden Sie finden, daß Wasser entsteht. Dies passiert zum Beispiel bei einer „Körndlkost“ nach Bruker (Rohkost mit Getreide, Wurzelgemüse und Blattgemüse). Je mehr man sich also davon entfernt, also zum Beispiel das ißt, was man im Gasthaus bekommt, dann muß man erheblich mehr trinken, weil a) mehr Schlacken anfallen und b) das Endprodukt zu einem geringeren Anteil Wasser ist.

Kapitel 6

Etwas Theorie

Diagnose

„Diagnose“ kommt aus dem Griechischen und bedeutet: „durchschauen“.

Daher mündet eine richtige Diagnose-Führung im Durchschauen einer Krankheit oder eines Zustandes.

Ich habe dieses Kapitel deshalb in dieses Buch aufgenommen, weil Sie als Patient eine Unterscheidung machen müssen, ob ein Arzt sich wirklich über Ihre Belange informiert, so daß er sich Schritt für Schritt mehr und mehr auskennt, was tatsächlich am Ende „Diagnose“ bedeutet.

Diagnose bedeutet nicht, der Krankheit einen Ausdruck zu geben.
Beispiel:
Sie haben Magenbeschwerden.
Sie gehen zum Arzt, und man schickt Sie zur „Gastroskopie“ (mit einem Schlauch in den Magen schauen). Dort sieht man eine gerötete Schleimhaut, man untersucht sogar ein Stück unter dem Mikroskop. Als Resultat erkennt der Arzt, daß Sie eine Gastritis haben.
Nun, vor 80 Jahren hat der Landarzt nicht so viel Tamtam gemacht, denn wenn er sie gefragt hätte, wann Sie diese Beschwerden haben, wann nicht, und so weiter, dann hätte er nach 4 Minuten auch gesagt, Sie hätten eine Gastritis.
Aber ein wirklich guter Landarzt wäre noch weitergegangen und hätte Sie gefragt, ob die Mitzi-Tant Sie noch immer ärgert, und ob sie noch immer den Selbstgebrannten zum Frühstück trinken.

Sie sehen, was ich meine: ein echter Durchblick (echte Diagnose) ist von Fall zu Fall ganz unterschiedlich. Der eine Patient hat eine ganz andere „Gastritis“ als der andere Patient!
Daher ist mit „Gastritis“ noch gar nichts durchschaut!
Daher ist es auch völlig wurscht, ob man die Beschwerden „Magenbeschwerden“ oder „Gastritis“ oder sonst irgendwie nennt.
Und schön langsam wird uns überdies klar, daß die „Therapie der Gastritis“ nicht das Verschreiben von einer magenschleimhautüberziehenden Chemikalie ist, sondern daß eine **echte** Therapie sich direkt aus den hinterfragten persönlichen Einzelheiten ergibt.

Die **echte** Therapie ist die logische Folge einer **echten** Diagnose.

Das Motto lautet also - wenn Sie Ihre Krankheit nicht nur behandeln, sondern loswerden wollen -, daß man sie ganz individuell und von Fall zu Fall meist völlig unterschiedlich durchblicken muß.
Diagnose ist nicht das Herausfinden eines Krankheitsnamens, sondern das Herausfinden, „was da in diesem Fall läuft".
Man muß es durchblicken, und das ist wesentlich wertvoller, als daß man dem Ding einen lateinischen Namen geben kann.

In den diversen Kapiteln dieses Buches habe ich auf ganz individuelle Diagnosen natürlich verzichtet, denn es ging um möglichst Allgemeingültiges.
Ich habe jedoch immer so weit „hinter die Kulissen geblickt", habe soweit Diagnoseführungen beschrieben, wie sie heute üblicherweise nicht gemacht werden. Denn weil sie nicht gemacht werden, können diese Krankheiten nicht geheilt werden. Und weil die Krankheiten nicht geheilt werden, lesen Sie dieses Buch, um eben davon zu profitieren.

Das wirklich Neue an diesem Buch ist die Tatsache, daß sich bisher niemand um die Selbstheilungskräfte gekümmert hat. Das Neue ist es, daß mittels der körpereigenen Selbstheilungskräfte der Organismus ohnehin alles selber in Ordnung bringt (wenn die Sachlage nicht bereits zu sehr verfahren ist).
Es geht nur darum, daß die Selbstheilungskräfte daniederliegen, und daß man sie in eine deutlich bessere Verfassung bekommen muß.
Der Organismus ist nur krank, <u>weil</u> sie darniederliegen.

Und was ich beschrieben habe, das ist das, was man üblicherweise und gemeinhin übersieht.
Die heutige Zeit hat es an sich, daß bestimmte Fehler begangen werden, und daher kann man allgemeingültige Ratschläge geben, obwohl eine echte Diagnoseführung tatsächlich immer sehr individuell ist.

Krankheits-Ursachen

Es gibt zwei Blickpunkte, die man kennen sollte, wenn man sagt: ich möchte meine Krankheit „ursächlich“ behandeln.

1) Eine Ursache ist immer das, was Besserung oder Heilung herbeiführt, wenn man diesen Faktor ausschaltet oder eben bei der Therapie entsprechend beachtet.
Andersrum ausgedrückt, ist etwas **nicht** die Ursache, wenn man dagegen nichts tun kann.
Zum Beispiel wird heute immer mehr davon gesprochen, daß die Ursache für Krankheiten in den Genen liege. Das dient nur dazu, die Menschen weiter in den Irrglauben zu befördern, daß man gegen die Krankheiten nichts tun kann. Es wird an der perfekten Rechtfertigung gearbeitet, daß die Menschen weiterhin zu leiden haben und man ihnen Medikamente geben muß, damit sie das Leiden nicht so stark empfinden. - Es dient auch zugleich der perfekten Rechtfertigung, daß man sich für die Zukunft den Markt eröffnet, an allen möglichen Genen herumzuexperimentieren und herumzumanipulieren.
Aber Gene haben wir immer gehabt, jedoch die heutigen chronischen Krankheiten sind mit der „Zivilisation“ gekommen.
Wenn auch jemand irgendwelche Schwächen in seinen Genen hat, so liegen die wahren **Ursachen** darin, was er falsch gemacht hat, und was der Behandler falsch gemacht hat.

Wenn ein junger Mensch Allergien bekommt, so hat das Ursachen: in den meisten Fällen hat er täglich Zucker zu sich genommen, dadurch Vitaminmängel herbeigeführt, dadurch das Immunsystem gelähmt und irritiert, weiters aufgrund des Zuckers den inneren Bakterien-Bewuchs verändert und Pilzbewuchs herbeigeführt. Das alles führt zu einer Überreizung des gelähmten Immunsystems, so daß es beginnt, „irr“ und überschießend zu reagieren.
Bringt man diese Abfolge in Ordnung, so hören die Krankheiten auf.
Sie sehen, was ich meine: Was ist die wirkliche „Ursache“? Sind es die Gene? Oder sind es die Ernährung und die Bakterien?

Manche Leute kommen, und sie meinen allen Ernstes, daß das Wetter an ihrer Migräne schuld habe oder an ihrer Müdigkeit oder an ihren rheumatischen Beschwerden.

Solange sie darauf bestehen, daß es das Wetter sei, wird sich nichts ändern, oder?
Wenn man ihnen Vitamine gibt, oder besser, wenn man ihnen eine „Basis-Regeneration" macht, dann spüren Sie plötzlich keinen Wetterwechsel mehr. Was war also die „Ursache"?
Und: Ist es nicht so, daß diese Patienten mit 12 Jahren gesund und munter waren, - und da gab es auch jede Menge „Wetter"?
Die Ursachen waren die Lebensführung und der Vitaminmangel, bzw. in jedem Fall ein wenig etwas anderes.
Aber jedesmal muß beachtet werden, daß man als Ursache etwas anpeilt, das man verändern kann.
Einer wirklichen ursächlichen Behandlung liegt natürlich zumeist eine tatsächliche Diagnose zugrunde; damit ist gemeint, daß der Arzt oder der Therapeut den Fall richtig einschätzen kann und ihn durchblickt. - Wenn man sich dann auskennt, so wird man den Hebel an der richtigen Stelle ansetzen können, wenn nicht, ist das Wetter dran schuld, und man wird nichts machen können.

2) Der zweite Blickpunkt ist der folgende:
Sehr selten liegt eine chronische Krankheit in einer einzigen Ursache begründet.
In den meisten Fällen fügen sich mehrere Dinge zusammen, so daß eine Krankheit entsteht. In unserem obigen Beispiel sind es die Ernährung und die Bakterien, welche in Ordnung gebracht werden müssen: Würde man nur eine Sache reparieren, so würde sich nichts oder nur wenig ändern.
In einem anderen Beispiel würden sich Müdigkeit, Abgeschlagenheit, Mißmutigkeit, Schwindel, „niedriger Blutdruck" bei einer 18-jährigen auf schlechte Ernährung, Vitaminmangel und zu wenig Bewegung zurückführen lassen. Nur alle drei Maßnahmengruppen führen dazu, daß sich der Übelstand beseitigen läßt.
Auch bei schweren Krankheiten ist es so.
Weil die heutige Medizin dazu tendiert, immer nur eine Sache wissenschaftlich zu untersuchen, ist sie bei der Heilung chronischer Krankheiten nicht weitergekommen. Sie fanden heraus: Zahnherde sind nicht schuld am Rheuma, Unterkühlung ist nicht schuld am Rheuma, schlechte Ernährung ist nicht schuld am Rheuma, Antibiotika geschluckt zu haben ist nicht schuld am Rheuma, - aber alle diese Sachen zusammen haben das Rheuma mit der Zeit zum Entstehen gebracht.

Theorie

Wir leben in einer Zeit, in der unsere Lebensbedingungen leichtfertig und drastisch verändert werden. „Wissenschaftler“ fühlen sich groß genug, um all diese Änderungen zu rechtfertigen und zu befürworten, - und seltsamerweise sind diese die Angestellten von Unternehmungen, welche an diesen Umstellungen verdienen (das alles sei unschädlich: genmanipulierte Nahrungsmittel, Konservierungsmittel, künstliche Farbstoffe in Nahrungsmitteln, Zerlegung und Zerteilung von Nahrungsmitteln (Raffinierung, z.B. Zucker), Düngemittel, mengenweise chemische Medikamente etc, etc.).
Seltsamerweise wird die Bevölkerung kränker und kränker.

Viele Patienten fragen mich Fragen, die nach einer umfassenden Sicht verlangen. Woher kommt der Krebs, woher kommt die Krankheit. Warum führen Ernährungsfehler, Gifte und all die negativen Dinge zu Krankheiten.....?
Ich werde hier eine Antwort geben:
Unser Organismus ist eine Organisierung von Einzelbausteinen. Diese Einzelbausteine sind lebendig.
Unser Organismus ist ein „bakterienartiger“ Organismus; er baut sich aus Zellen auf, die alle bakterienartig sind und wohl auch von bakterienartiger Abstammung.
Bildlich gesprochen kann man sich vorstellen, daß all diese „Bakterien“ zusammengerufen wurden und zur Arbeit eingeteilt: „Ihr macht diese Arbeit, ihr da drüben macht diese Arbeit, diese Gruppe macht jene Arbeit, usw.“ Insgesamt ist es dann eine Organisation von bakterienartigen Mikro-Organismen, die in guter Zusammenarbeit miteinander stehen, - es heißt ja auch „Organismus“.

Ferner sollte man wissen, daß die Mikro-Organismen (Bakterien, Pilze Viren, ...) ineinander übergehen können. In der Entwicklung der Organismen hat es ja auch nie fixe Zustände gegeben, sondern je nach Umweltbedingungen haben sich diese Bakterien entwickelt und breitgemacht oder jene. Die einen können also in die anderen übergehen.

Zudem leben wir auch mit Bakterien zusammen, die unseren Darm besiedeln, die auf unserer Mund- und Rachenschleimhaut leben, und die dort absolut notwendig sind! In Bezug auf das Immunsystem und in

Bezug auf die Abwehr falscher, ungewollter Bakterien ist es sehr wichtig, daß diese Bakterien die richtigen sind, und daß sie tüchtig und funktionsfähig sind. Im Darm produzieren Bakterien wichtige Stoffe, die der eigentliche Organismus seinerseits benötigt, - das nennt man Symbiose (syn = zusammen, bio = leben).

Es ist also wichtig, daß man sich kein starres Bild macht, sondern daß man sich dessen bewußt ist, daß all diese Zellen und Organismen in sich die Fähigkeit haben, anders zu werden, sich zu verändern, sich sogar in anders aussehende Bakterien zu verwandeln. Diese Fähigkeiten sind in den Genen drin und begründen sich auf die Entwicklung und auf die Herkunft all dieser Stämme, was auch immer sie früher einmal waren.

All die Einzelorganismen und die Gesamtorganismen richten sich nach ihrem Umfeld, nach dem Milieu, in dem sie sich befinden.
Ändert man das Milieu, ändert man die Lebensbedingungen, dann verändert man das Ganze und die Einzel-Organismen verändern sich darin. Wissenschaftlern kann man deswegen nicht trauen, weil sie derartig ins Kleine ihres Faches spezialisiert und introvertiert sind, daß sie das Große zumeist nicht sehen können. Der Grund, warum sie Brillen tragen, ist, daß sie kurzsichtig geworden sind.
Daher wird heute wild vor sich hin verändert. Man setzt eine Maus einem Chemikalium aus, und wenn sie nicht innerhalb von 3 Minuten stirbt, ist es unschädlich (überspitzt ausgedrückt). Man ernährt den Menschen mit einem chemisch isolierten entvitaminisierten, entmineralisierten, entenzymatisierten Produkt und bringt es nicht mit der Tatsache in Verbindung, daß die Menschen müde, ausgelaugt, abwehrschwach, infektanfällig sind und langsam immer mehr chronische Krankheit entwickeln.

Man muß verstehen, daß Veränderungen der Umwelt Veränderungen der Mikro-Organismen, der Bakterien, der Strukturen, der Funktionen und des gesamten Organismus bewirken.
Daher gibt es sozusagen eine Infektion von innen. Mit der Veränderung des Milieus werden Mikroorganismen aktiviert oder Veränderungen von Mikro-Organismen herbeigeführt, - die dann nicht zum ursprünglichen Gefüge passen und eine Infektion verursachen.

Das Verwirrende bei der Krebs-Entstehung ist es ja, daß man einmal konkrete Anhaltspunkte hat, daß es sich um eine Infektion handelt. Ein

anderes Mal scheint es ganz eindeutig zu sein, daß man mittels Hormonen den Krebs beeinflussen kann, also daß ein gestörtes Hormon-System dahintersteckt.
Sodann ist es die derzeitige Haupt-Theorie, daß die Krebszelle einen Rückschritt in der Entwicklung darstellt, wobei die Zellen sich an ihre ursprüngliche Fähigkeit „erinnern", daß sie mittels eines alten, nicht mehr gültigen Stoffwechsels ihre Energie gewinnen können, und wo sie - einem mißratenem Embryo gleich - nur unkontrolliert wachsen, sich unkontrolliert vermehren, wobei die Zellen ihre Funktion teilweise oder ganz vergessen haben.
Ferner ist es wiederum eindeutig, daß dem Krebs eine daniederliegende Abwehr zugrundeliegt. Das zeigt schon allein die Tatsache, daß man mit Thymus-Injektionen, und mit diversen anderen immunaktiven Therapien den Krebs manchmal (zeitweise) besiegen, oft aufhalten oder zumindest positiv beeinflussen kann.
Zuletzt gibt es die bekannten schädigenden Substanzen, welche erwiesenermaßen Krebs auslösen, wie Teerstoffe (rauchen), Asbest, radioaktive Strahlung, aber dann in anderen Fällen wiederum keine ersichtliche direkte derartige Schädigung....
Keine der einzelnen Theorien ist alleine haltbar bzw. bringt alleine für sich die Lösung.

Die Lösung liegt in der chronischen Schädigung, die durch egal welche Schadstoffe verursacht sein können, - in dem Umstand, daß verschiedene Schädigungen <u>zusammenwirken</u> können, und daß sie das Milieu des Organismus verändern, so daß sie sowohl das Kontrollsystem (Hormone) als auch das Immunsystem untergraben, und daß sich dadurch aus ursprünglich nicht vorhandenen oder schlafenden, harmlosen Kleinst-Organismen (aus welchen sich der Organismus aufbaut) kleine Teufelchen entwickeln. - So nämlich, daß die Zelle, angesteckt von dem Tumult der Unordnung auf ihre Funktion pfeift, sich nicht mehr kontrollieren läßt, sich kindisch, blödsinnig und unkontrolliert vermehrt.

Was führt also dazu? Es ist das Falschmachen der Lebensgrundsätze, es ist das Vernachlässigen dessen, daß man möglichst wenig falsch machen darf.

Im Grunde muß man mehr richtig als falsch machen.

Vergleichen wir es mit einem anderen Organismus: vergleichen wir es mit einer Firma, wo man ja auch stets wachsam sein muß möglichst wenige

Fehler zu begehen. Wenn man nachlässig ist, wenn man es einfach nur dahintrotten läßt, wenn man die Grundsätze der (wirtschaftlichen) Gesundheit kaum beachtet, wenn man „Vergiftung von außen" zuläßt, kurz wenn man zu viele Fehler begeht (wissentiich oder unwissentlich), dann wird man eines Tages aufwachen und bemerken, daß man bankrott ist!
Haben Sie eine Ahnung, wie schwer es ist, ein schwer verschuldetes, mehr oder minder bankrottes Unternehmen aus dem Schlamm zu ziehen? - Es ist mehr oder minder unmöglich.

Daher ist es so schwer, Krebs zu heilen. Weil man alles zur Katastrophe herabsinken hat lassen! Jetzt ist es zu spät, um den langen Weg zurück zur wirklichen Gesundheit zu gehen. - Oder besser gesagt, das gelingt nur sehr wenigen Menschen; so wie es nur sehr wenigen gelingen würde, eine schwerst verfahrene wirtschaftliche Situation zu einem gesunden, florierenden Unternehmen zurückzuführen.
Halten Sie Ihre Gesundheit in Ordnung, - so wie man ein Wirtschaftsunternehmen stets gesund halten muß! Je weiter man absinkt, umso schwerer ist der Weg zurück!

„Wissenschaft“ als Zauberwort

Eigentlich ist die Medizin keine Wissenschaft, sondern eine Kunst: Der eine Arzt kann es, der andere nicht.
Wenn der eine Arzt jemandem nicht helfen kann, so muß man sich einen anderen suchen, ist es nicht so?

Im Zuge der Tendenz jedoch, daß wir Supermärkte statt kleiner Geschäfte bekommen, weltumspannende Industriekonzerne anstatt mittelgroßer Firmen, - entstand auch im Bereich der Medizin das „große“ Geschäft, die weltumspannende Organisation, wo alle Patienten gleich behandelt werden sollen.
Weil das aber nicht wirklich geht, weil jede Person medizinisch gesehen einzeln und unterschiedlich behandelt werden müßte, wurde es ein pharmazeutisches Geschäft, welches nun die Medizin weltumspannend dirigiert.

(Eine medizinische Wissenschaft wäre durchaus richtig, wenn wir eine Wissenschaft hätten, wo jeder Patient mit genauen Standard-Verfahren GESUND werden würde! - Aber dies ist ganz und gar nicht der Fall.
Wenn man versucht alle „Polyarthritis-Fälle“ gleich zu behandeln, so bekommen alle die gleichen Medikamente und bleiben alle krank. Daher ist es eine „So-Etwas-Wie-Wissenschaft“.)

Die medizinsiche Wissenschaft als eine Gesamtheit ist verschwunden. Sie ist (wie gesagt) einer pharmazeutischen Wissenschaft gewichen.

Geblieben ist eine veraltete Methode der „Wissenschaftlichkeit“, wo so simple Methoden angewandt werden, wie 1000 Patienten ein bestimmtes Mittel zu geben und dann zu sagen: „es ist nunmehr wissenschaftlich erwiesen, daß es wirkt“. Aus. - Diese „Wissenschaftlichkeit“ ist ziemlich rückständig. Man kann die Methode des Messens damit vergleichen, daß man mit einem Maßband herumläuft und versucht, alles zu messen. Wenn man ein homöopathisches Mittel mit dem Maßband der bisherigen „medizinischen Wissenschaft“ nicht messen kann, dann ist es unwissenschaftlich!

Das ist natürlich gröbster Quatsch.
Man muß einen Abstand mit dem Maßband messen, und man muß ein Gewicht mit der Waage messen.

Die Erfahrung lehrt: Jede Neuerung in einer Wissenschaft wurde bekämpft und als unwissenschaftlich bezeichnet. Das war nie anders, und daher könnte man genau genommen sagen: Es ist sehr UNWISSENSCHAFTLICH, etwas Neues zu bekämpfen !

Wenn Sie also (im Bereich der Medizin) jemanden sagen hören: „....das ist unwissenschaftlich!“: dann bedenken Sie zwei Dinge:

1) er versucht mit dem Maßband ein Gewicht zu messen (die Sache hat seinen Horizont gesprengt), und:

2) derjenige, der das sagt, benützt „Wissenschaft“ als Zauberwort, damit man ihm glaubt und damit man ihn und seinen Standpunkt ohne zu zögern verehrt.

Aber das ist alles, was passiert.

Es mußte einmal gesagt sein.

Wenn Sie „Ihre“ Krankheit in dem Register nicht gefunden haben, so lesen Sie bitte das ganze Buch, um das grundsätzliche Verstehen um Gesundheit und Krankheit zu gewinnen.
In den meisten Fällen ist es so einfach, daß man nur zuallererst die begangenen Fehler korrigieren, sowie die Selbstheilungskräfte aktivieren und wieder instand setzen muß (Therapie vor der Therapie). Wenn die Krankheit nicht schwer ist, und wenn sie noch nicht zu weit fortgeschritten ist, so wird sich der Organismus jetzt von selber einregulieren können.
Ist die Krankheit schwerer oder hat man sie zu lange fortbestehen lassen, so muß jetzt eine für Sie zugeschnittene Therapie gemacht werden. Wenn der Karren verfahren ist, so kann man immer noch den Gesundheitszustand verbessern (so daß man sich besser fühlt und es einem besser geht), oder man kann auf diese Weise die Krankheit am weiteren Fortschreiten behindern, so daß sie an Schärfe verliert oder nur mehr langsam fortschreitet.

Sollten Sie weitere Ratschläge oder Hilfe brauchen, so sind Sie herzlich eingeladen, mir zu schreiben oder zu faxen.

Dr. Thomas Kroiss
Gablenzgasse 7
A-1150 Wien
Tel.: 0043-1-982 57 67
Fax.: 0043-1-982 69 92

Der Autor:

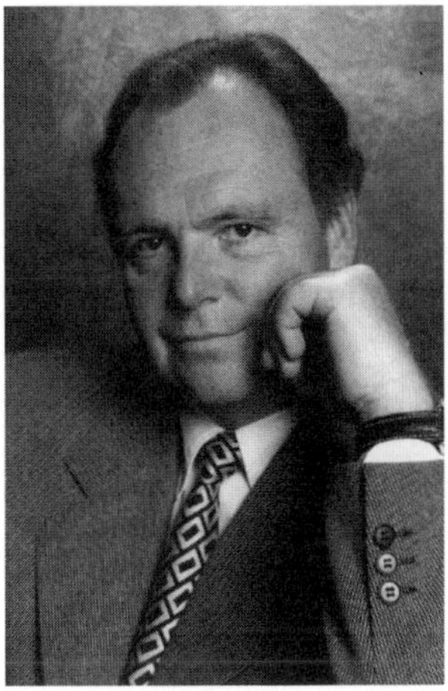

Thomas Gerlof Kroiss, geb. 1948 in Wien.

Studium der Medizin an der Universität Wien. Private Studien der Homöopathie, Akupunktur, Ernährungslehre, Neuraltherapie (sowie diverser Fächer der ganzheitlichen Heilkunde) in Deuschland und den USA.

Ab 1979 Praxis in Wien.
Präsident der Österreichischen Gesellschaft für Ganzheitliche Medizin.
Vorstandsmitglied der Deutschen Gesellschaft für Chelat-Therapie.

1992 spezialisiert auf ganzheitliche Krebs-Therapien.
Zahlreiche Veröffentlichungen.

1997 vom Europaparlament ausgezeichnet mit der Europa-Ehrenmedaille für seine Verdienste um die Ganzheitsmedizin und für seine Krebsbehandlung. **„Die wissenschaftlichen Leistungen und Arbeiten von Dr. Kroiss sind von europäischer Bedeutung."**

Die Laudatio hielt Prof. Pierre Fumiere, Präsident der internationalen EU-Jury in Brüssel.

HEILERFOLGE BEI HAUTPROBLEMEN

Hilfe, die heute schon möglich ist

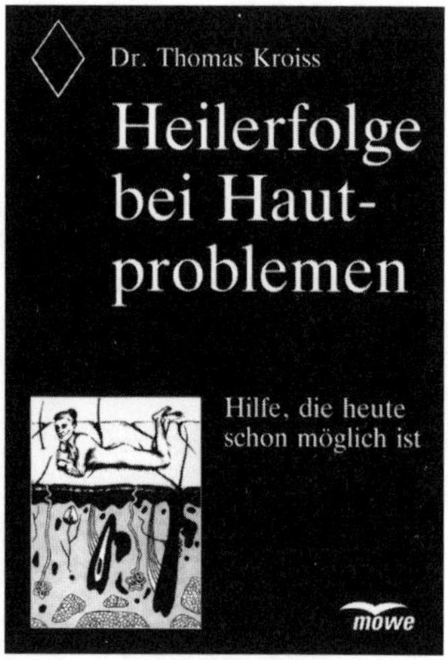

Bei diesem Buch handelt es sich insofern um ein gänzlich andersartiges Buch auf dem Gesundheitssektor, als dem Patienten völlig neuartige Methoden an die Hand gegeben werden, die es ihm erlauben, selbst etwas zu unternehmen. Es richtet sich somit an den mündigen Patienten, dem völlig neue Wege der Therapiemöglichkeit aufgezeigt werden. Diese kann er gemeinsam mit dem erfahrenen Arzt und auch allein praktizieren, wobei eine völlig andere Theorie über Hautprobleme neue Gesichtspunkte vermittelt, die, richtig angewandt, sofort zur Heilung und zur Besserung seines Zustandes führen können.

Behandelt werden folgende Hautprobleme:
Akne, Allergien, Ekzeme, Hautkrebs, Neurodermitis, Pilze, Psoriasis, Warzen, Wucherungen.

Dr. med. Thomas Kroiss
Heilerfolge bei Hautproblemen, 200 Seiten

HEILERFOLGE BEI HERZ- UND KREISLAUFPROBLEMEN

Hilfe, die heute schon möglich ist

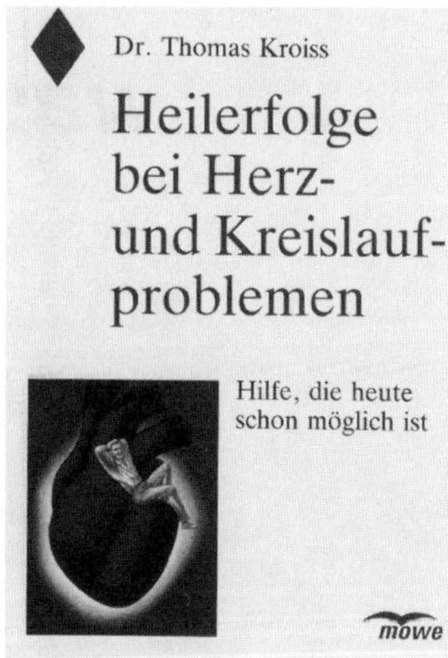

In diesem Buch werden die beiden großen Strömungen der Medizin einander gegenübergestellt.
Auf der einen Seite werden alle Lösungen, die die Schulmedizin anzubieten hat, aufgeführt, auf der anderen Seite die naturheilkundliche Heilmethode.
Diese beiden Strömungen werden gegeneinander abgewogen – und letztlich wird eine für zu leicht befunden.

Konkret befaßt sich das Buch mit folgenden Herz-Kreislaufproblemen:
Angina Pectoris, Arteriosklerose, Herzinfarkt, Herzinsuffizienz, Herzrhythmusstörungen, Herzrasen, zu hoher Blutdruck, zu niedriger Blutdruck.

Dr. med. Thomas Kroiss
Heilerfolge bei Herz- und Kreislaufproblemen, 198 Seiten